Alexander Stein

Einführung der Antibiotika-Verbrauchs-Surveillance und deren Auswirkung auf die Entwicklung von Resistenzen

Bibliografische Information der Deutschen Nationalbibliothek:

Bibliografische Information der Deutschen Nationalbibliothek: Die Deutsche Bibliothek verzeichnet diese Publikation in der Deutschen Nationalbibliografie; detaillierte bibliografische Daten sind im Internet über http://dnb.d-nb.de/ abrufbar.

Copyright © 2017 Diplomica Verlag GmbH
Druck und Bindung: Books on Demand GmbH, Norderstedt Germany
ISBN: 9783961166596

http://www.diplom.de/ ... tibiotika-verbrauchs-surveillance-und-deren ...

Alexander Stein

Einführung der Antibiotika-Verbrauchs-Surveillance und deren Auswirkung auf die Entwicklung von Resistenzen

Inhaltsverzeichnis

1 Einleitung

Zu den bisher größten Errungenschaften der Medizin gehören Antibiotika, da sie zu den effektivsten Instrumenten in der Behandlung bakterieller Infektionskrankheiten gelten. Doch die weltweit zunehmende Entwicklung von Antibiotikaresistenzen stellt nicht nur eine Herausforderung für sämtliche Bereiche des Gesundheitswesens, sondern der Weltgesundheitsorganisation (WHO) zufolge auch eine Bedrohung für die Gesundheit der Menschen dar. Aufgrund der zunehmenden Globalisierung und Reisefreiheit verbreiten sich resistente Erreger weltweit deutlich schneller als noch vor Jahrzehnten. Aufgrund der hohen Prävalenz und der rapiden Ausbreitung von Resistenzen können bestimmte bakterielle Infektionen möglicherweise mittelfristig nicht mehr behandelbar sein.

In diesem globalen Kontext sind Antibiotika zur Behandlung von bakteriellen Infektionskrankheiten unverzichtbar für Mensch und Tier geworden. Umso erschreckender ist daher die Tatsache, dass immer mehr Bakterien Resistenzen gegen zahlreiche Antibiotika entwickeln. Dies führt dazu, dass bakterielle Erreger nicht mehr auf Antibiotika ansprechen, Krankheiten deshalb nicht mehr adäquat behandelt werden können und diese Resistenzen letztlich immer mehr Todesopfer fordern – weltweit sterben jede Minute 250 Menschen an Infektionen, die nicht mehr mit einem Antibiotikum zu behandeln sind.[1] Zum Vergleich: Durch Krebs starben im Jahr 2013 circa 8,2 Millionen Menschen – durch Antibiotikaresistenzen starben im selben Jahr etwa 700.000 Menschen. Die Anzahl der Todesfälle durch Antibiotikaresistenzen könnte im Jahr 2050 auf 10 Millionen ansteigen.[2]

Wurden durch die Entdeckung des Penicillins Anfang des 20. Jahrhunderts Antibiotika noch als Segen für die Menschheit angesehen, sind sie mittlerweile ein Fluch für Mensch und Tier geworden. Seitdem die Europäische Union (EU) im Jahr 2006 das Verbot von Antibiotika als Leistungsförderer in der Tierhaltung ausgesprochen hat, ist die Menge der Antibiotika, die aus therapeutischen Gründen verschrieben werden, zunächst deutlich angestiegen.[3] Erst in den letzten Jahren ist ein Rückgang um 15 Prozent der Verordnungen (zwischen 2011 und 2013) in diesem Bereich zu verzeichnen.[4] Sowohl beim Menschen als auch beim Tier werden die meisten bakteriellen Infektionen von denselben bakteriellen Erregern verursacht. Durch den Einsatz derselben Wirkstoffklassen in der Therapie, wird die wechselseitige Übertragung von bakteriellen Infektionskrankheiten gefördert. Nicht nur im Fleisch der Tiere, das Menschen konsumieren, sondern auch im Trinkwasser, im Abwasser und in Gewässern werden resistente Erreger nachgewiesen und stellen so eine potentielle Gefahr für Mensch und Tier dar. Jeder Antibiotikaeinsatz birgt daher das Risiko einer Entstehung von Resistenzen.

Eine daraus herzuleitende Einschränkung des Antibiotikagebrauchs ist jedoch nicht immer sinnvoll, wie an dem Einsatz von Antibiotika in den USA beispielhaft erkennbar ist. Dort ist der Antibiotikaeinsatz in der Tierhaltung zwar verboten, jedoch sind die Resistenzraten dort im Vergleich mit der Europäischen Union viel höher, weil Antibiotika dort nicht verschreibungspflichtig sind und somit zu den OTC-Arzneimitteln gehören.[5] Schweden erkannte bereits im Jahr 1986 die Gefahren des Antibiotikaeinsatzes und überwachte fortan den Verbrauch von Antibiotika in der Tierhaltung.

Seit Jahren ist die Resistenzproblematik im Gesundheitswesen, der Politik, der Pharmaindustrie und der Forschung bekannt, doch die Bekämpfung der Resistenzen wird immer noch nicht mit der nötigen Konsequenz verfolgt. Eine ganzheitliche Betrachtung der Gesundheit der Menschen und der Tiere ist hinsichtlich der Resistenzproblematik absolut

---

[1] Vgl. Biermann: Antibiotika-Resistenzen, 2016, www.deutschlandfunk.de.

[2] Vgl. IFPMA: Todesfälle aufgrund von Antibiotikaresistenz im Vergleich, o. J., www.statista.de.

[3] Vgl. PAN Germany: Antibiotika in der Tierhaltung, o. J., www.pan-germany.org.

[4] Vgl. Meyer, E.: Antibiotikaeinsatz und Resistenzentwicklung in Deutschland, 2015, S. 13.

[5] Vgl. Sauer, M.: Woher kommt die Antibiotikaresistenz? 2004, www.uni-bielefeld.de.

notwendig und zielführend. Im Sinne des sogenannten One-Health-Konzeptes wird die Antibiotika-Verbrauchs-Surveillance (AVS) als wichtiges Instrument in der Humanmedizin angesehen. Auch der 10-Punkte-Plan des Bundesministeriums für Gesundheit zur Bekämpfung resistenter Keime ist ein wichtiger Schritt seitens der Politik.

Die Surveillance von resistenten Erregern ist spätestens seit dem Inkrafttreten des Infektionsschutzgesetzes (IfSG) im Jahr 2001 für Krankenhäuser Pflicht. Zehn Jahre später erweiterte das Gesetz zur Änderung des Infektionsschutzgesetzes und anderer Gesetze (IfSGuaÄndG) die Surveillance auf die Anwendung beziehungsweise den Verbrauch von Antibiotika. Der für die sachgerechte Umsetzung der Maßnahmen erforderliche Zeitaufwand und der Mangel an Hygienefachpersonal steht dem gegenüber.

Zum einen soll die Wirksamkeit der Antibiotika erhalten bleiben, zum anderen ist die Prävention hinsichtlich Infektionen und vor allem der Resistenzbildung wichtig. Als Voraussetzung hierfür ist sowohl die Einhaltung der Hygienestandards als auch die Überwachung der Resistenz- und Verbrauchssituation von Antibiotika notwendig. Eine der vielen Maßnahmen zur Bewältigung der Resistenzproblematik in Deutschland ist – neben den nationalen und internationalen Strategien – die Einführung einer Antibiotika-Verbrauchs-Surveillance im Jahr 2014. Durch die Überwachung des Antibiotikaverbrauchs wird die Grundlage für die Umsetzung von Eindämmungsmaßnahmen der Antibiotikaresistenzen geliefert.

1.1 Problemstellung, Zielsetzung und Forschungsfrage

Aus der vorangegangenen Situationsbeschreibung lässt sich die größte medizinische Herausforderung des 21. Jahrhunderts klar definieren. Wenn Antibiotika nicht mehr wirken, weil die zu bekämpfenden bakteriellen Erreger resistent gegen diese sind, dann befinden wir uns medizinhistorisch wieder im Jahr 1943, als Antibiotika noch keine Rolle in der Behandlung von bakteriellen Infektionskrankheiten spielten. Umso wichtiger ist es daher, die rechtzeitige und adäquate Eindämmung von Resistenzentwicklungen vor allem in der Humanmedizin, der Veterinärmedizin und Tierhaltung voranzutreiben.

Ziel dieser Arbeit ist es, ein konkretes Beispiel einer Maßnahme gegen diese Problemstellung darzustellen und die Auswirkungen dieser auf die Entwicklung von Resistenzen zu untersuchen. Sie soll einen Überblick über den Erfolg oder Misserfolg dieser bestimmten Maßnahme, wie z. B. ein Verbrauchs-Überwachungssystem, bieten und so auch prospektiv eine Entscheidungshilfe bei der Sinnhaftigkeit solcher Maßnahmen sein.

Die Frage stellt sich, wie sich die Einführung einer Antibiotika-Verbrauchs-Surveillance im Jahr 2014 bis heute auf die Entwicklung von Antibiotikaresistenzen ausgewirkt hat. Untersucht wird, inwieweit sich durch dieses Überwachungssystem die Zahl der Antibiotika-Resistenzen verändert hat und inwieweit sich solche Maßnahmen grundsätzlich für die Bekämpfung von Resistenzen eignen.

1.2 Vorgehensweise

In dieser Arbeit wird zunächst die Medikamentengruppe der Antibiotika erklärt. Von der ersten Entdeckung der Wirksamkeit von antibiotischen Substanzen bis hin zur ersten industriellen Massenherstellung wird die (Forschungs-)Geschichte skizziert. Anschließend erfolgt eine Beschreibung der Antibiotika hinsichtlich ihrer Wirksamkeit und Einteilung. Dabei werden die verschiedenen Angriffspunkte von Antibiotika an Bakterien erläutert. Danach werden verschiedene Bereiche thematisiert, in denen Antibiotika eingesetzt werden und die Dimensionen des Antibiotikaeinsatzes veranschaulicht. Es folgt eine Darstellung der verschiedenen Faktoren, die eine Antibiotikaresistenz fördert.

Schließlich wird im Zusammenhang der Resistenzproblematik die Bedeutung und die gesellschaftlichen und wirtschaftlichen Auswirkungen von Antibiotika betrachtet.

Nachdem die Problematik des Antibiotikaeinsatzes erläutert wurde, wird auf die bisherigen Maßnahmen gegen die Entwicklung von Antibiotikaresistenzen eingegangen. Dabei wird zum einen der Globale Aktionsplan der Weltgesundheitsorganisation und zum anderen die Deutsche Antibiotika-Resistenzstrategie und der 10-Punkte-Plan des Bundesministeriums für Gesundheit vorgestellt. Darauffolgend werden bisherige und zukünftige nationale und internationale Maßnahmen einzelner Akteure beleuchtet.

Als wichtige Instrumente zur Überwachung des Verbrauchs und der Resistenzen gelten Surveillance-Systeme, die im anschließenden Kapitel dargestellt werden. Neben dem in teilnehmenden Krankenhäusern bestehenden Krankenhaus-Infektions-Surveillance-System (KISS) wird dabei auch auf die Antibiotika-Resistenz-Surveillance (ARS) eingegangen. Bei letzterem System, in dem die relevanten Daten in Laboratorien gewonnen werden, liegt ein besonderer Schwerpunkt auf den Teilnahmevoraussetzungen und dem methodischen Vorgehen. Der Datenfluss beziehungsweise das Datenmanagement dieses Systems werden schließlich ebenfalls kurz erklärt. Die im nachfolgenden Kapitel thematisierte Antibiotika-Verbrauchs-Surveillance findet ihre Begründung in der partiellen Strukturähnlichkeit. Sie fördern das Verständnis der grundlegenden Strukturen der Antibiotika-Resistenz-Surveillance.

Im Kapitel "Antibiotika-Verbrauchs-Surveillance" sollen vor allem die Unterschiede zur Antibiotika-Resistenz-Surveillance deutlich werden, indem im Einzelnen auf die Ziele, die Teilnahmevoraussetzungen, die Methodik, das Datenmanagement, die Vorteile für teilnehmende Krankenhäuser und schließlich die Bereitstellung der erstellten Daten genauer eingegangen wird.

Um letztlich auch die Auswirkungen der eingeführten Antibiotika-Verbrauchs-Surveillance auf die Entwicklung von Resistenzen untersuchen zu können, wird mit Hilfe von Daten aus der Antibiotika-Resistenz-Surveillance die Resistenzentwicklung vor und nach der Einführung der Antibiotika-Verbrauchs-Surveillance analysiert und veranschaulicht.

Am Ende dieser Arbeit werden gewonnene Erkenntnisse diskutiert und kritisch hinterfragt, um schließlich im Fazit die eingangs gestellte Frage zu beantworten, inwieweit sich die Einführung der Antibiotika-Verbrauchs-Surveillance auf die Entwicklung von Resistenzen bisher ausgewirkt hat.

2 Antibiotika

2.1 Geschichte

Antibiotika zählen schon lange zu den essentiellen Arzneimitteln zur Bekämpfung von bakteriellen Infektionskrankheiten. Seit ihrer Entdeckung haben sie die Lebenserwartung der Menschen entscheidend beeinflusst.

Schon im Mittelalter war die antibakterielle Wirkung von bestimmten Organismen bekannt. So diente verschimmeltes Brot beispielsweise als Heilmittel gegen Wunden.[6] Auch Lauchgewächse, wie zum Beispiel Zwiebeln, waren für ihre antibiotische Wirkung durch ihren Inhaltsstoff Allicin bekannt. Dieser antibiotische Effekt von bestimmten Bakterien wurde 1877 auch bei der Hemmung des Milzbrand-Erregers von Louis Pasteur und Joseph Joubert beobachtet und dokumentiert.[7] Das von Alfred Bertheim und Paul Ehrlich erste synthetisch hergestellte Antibiotikum namens Arsphenamin, wurde im Jahr 1910 unter dem Handelsnamen Salvarsan von dem Pharmaunternehmen Hoechst gegen die bakterielle Infektionskrankheit Syphilis auf den Markt gebracht.[8]

Im Jahr 1896 injizierte der Militärarzt Ernest Duchesne Schimmelpilzkulturen bakteriell infizierten Meerschweinchen, die anschließend alle genasen. Durch einen weiteren Versuch bestätigte sich seine Behauptung: Er beobachtete, dass diese bestimmten Schimmelpilzkulturen in der Lage waren, das Bakterium Escherichia coli zu eliminieren. Duchesnes Doktorarbeit war die erste wissenschaftliche Arbeit, die die Therapie von bakteriellen Infektionskrankheiten mit Schimmelpilzen thematisierte.[9]

Als eigentlicher Entdecker des ersten Antibiotikums gilt der Brite Alexander Fleming, der im Jahr 1928 eine Wachstumshemmung von Staphylococcen in der Nähe von Penicillium-Kolonien bemerkte. Die Wirksamkeit von Penicillinen wurde jedoch erst 10 Jahre später von Howard W. Florey und Ernst B. Chain erkannt, die schließlich die erste klinische Erprobung im Jahr 1942 zur Folge hatte. Schon zwei Jahre später folgte die industrielle Massenherstellung.[10] Im Jahr 1945 erhielten Fleming, Florey und Chain den Nobelpreis für Physiologie oder Medizin „for the discovery of penicillin and its curative effect in various infectious diseases"[11]. Diese Grundlagenforschung ermöglichte die gezielte Suche weiterer anwendbarer Antibiotika, wie zum Beispiel Streptomycin (1943) und Neomycin (1948).[12] Bereits im Jahr 1947 waren erste Resistenzen festzustellen. Staphylococcus areus (S. aureus) war das erste Bakterium, das sich gegen Penicillin angepasst hatte.[13]

---

[6] Vgl. Spektrum: Antibiotika. Geschichte, o. J., www.spektrum.de.

[7] Vgl. Pasteur L., Joubert J.: Charbon et septicémie, 1933, S. 178.

[8] Vgl. Ehrlich, P.: Behandlung der Syphilis mit dem Ehrlichschen Präparat, 1910, S. 1893.

[9] Vgl. Duchesne, L.: Contribution à l'etude de la concurrence vitale chezles microorganismes, 1897, S. 1.

[10] Vgl. Marshall, L.: Industrielle Biotechnologie in Deutschland, 2000, S. 31.

[11] Nobel Media AB: The Nobel Prize in Physiology or Medicine, 2014, www.nobelprize.org.

[12] Vgl. Spektrum: Antibiotika. Geschichte, o. J., www.spektrum.de.

[13] Vgl. WHO: Strategischer Aktionsplan, 2011, S. 1.

2.2 Einteilung und Wirkung

Antibiotika lassen sich hinsichtlich ihrer Wirksamkeit in zwei Gruppen einteilen. Bakteriostatitsche Antibiotika hindern die Bakterien lediglich an der Vermehrung, töten diese jedoch nicht ab, wohingegen bakterizide Antibiotika alle Bakterien abtöten und somit unschädlich machen.

Bakterien hingegen lassen sich aufgrund ihres Aufbaus der Zelle in grampositive und gramnegative Bakterien einteilen. Die Unterscheidung erfolgt mittels eines Färbungsverfahrens aus dem Jahr 1884, das nach dem dänischen Arzt Hans Gram benannt ist. Lassen sich die Bakterien mit einem Färbstoff einfärben, so spricht man von grampositiven Bakterien. Ist dies nicht möglich, so gelten die Bakterien als gramnegativ.[14]

Bakterien weisen hinsichtlich ihrer Strukturen und Vorgänge einige Besonderheiten auf, die sich für deren gezielte Bekämpfung als vorteilhaft erweisen. So sind Bakterien die einzigen Lebewesen, deren Zellwand aus Murein besteht. Durch das Hemmen der bakteriellen Zellwandsynthese kann deshalb eine Vermehrung unterbunden werden. Bakterien unterscheiden sich außerdem hinsichtlich ihrer Ribosomen, ihrer Enzyme bei der Replikation der DNA und der Folsäuresynthese deutlich vom Menschen. Ansatzpunkte bei der antibiotischen Therapie sind die in den Ribosomen stattfindende Proteinbiosynthese, die Enzyme bei der DNA- beziehungsweise RNA-Replikation und die Hemmung der Synthese von Folsäure.

Aufgrund ihrer verschiedenen chemischen Struktur werden die Antibiotika in Gruppen eingeteilt. Die bakteriziden Beta-Laktame sorgen durch eine kovalente und irreversible Bindung an Peptide für Läsionen in der Murein-Zellwand, sodass es zu einer Instabilität der Zellwand und schließlich zum Platzen des Bakteriums kommt. Zu dieser Gruppe zählen beispielsweise Penicilline, Cephalosporine, Monobactame und Carbapeneme. Die bakteriziden Glykopeptide hemmen ebenfalls die Zellwandsynthese, wirken aber nur auf grampositive Bakterien. Das Bakterium platzt letztlich auch durch Läsionen in der Zellwand, jedoch mit dem Unterschied, dass zuvor unkontrolliert Wasser in die Bakterienzelle einströmt. Vancomycin und Dalbavancin gehören zu dieser Antibiotikagruppe. Polyketide wirken bakteriostatisch, indem sie die Translation in der Proteinbiosynthese hemmen oder sich an den Ribosomen anlagern und so eine Anlagerung der Transfer-RNA (tRNA) verhindern. Hierzu zählen Makrolide, Lincosamide, Ketolide, Tetracykline, Oxazolidinone, Chloramphenicol und Lipopeptide. Auch die Entstehung von sogenannten Nonsensproteinen während der Proteinbiosynthese ist durch die bakteriziden Aminoglykoside möglich. In der Zellmembran wirken bakterizide Polypeptid-Antibiotika, indem sie den Abtransport von toxischen Stoffen verhindern. Thyrothricin, Bacitracin und Polymyxine gehören zu dieser Gruppe. Die DNA- beziehungsweise RNA-Replikation hemmen Chinolone, Notroimidazol-Derivate und Rifampicin, indem bei diesen Prozessen bestimmte Enzyme inaktiviert werden und das Bakterium abgetötet wird (bakterizid). Die Folsäuresynthese hemmen Sulfonamide und Trimethoprim durch Eingriff in die Synthese der Nucleinsäure (bakteriostatisch).[15]

Aufgrund der relativ große therapeutische Breite sind viele Antibiotika gut verträglich. Eine antibiotische Therapie hat vor allem bei Breitspektrum-Antibiotika eine Zerstörung der Darmflora zur Folge, weshalb von einer langfristigen beziehungsweise hoch dosierten Therapie abzuraten ist. Auch Allergien gegen bestimmte Antibiotika gehören zu den Hauptnebenwirkungen genauso wie die Entstehung von Pilzen im oder am Körper.

Durch entsprechende Komedikation können Antibiotika ein breites Spektrum an Wechselwirkungen verursachen. Besonders bei Tetracyklinen und Chinolonen in Kombination mit anderen Arzneimitteln kann sich die Biotransformation so verändern, dass unlösliche

---

[14] Vgl. Casanova Mazana, J.: Bacteria and their dyes, 1992, S. 1.

[15] Vgl. Dingermann, T. et al: Pharmazeutische Biologie, 2002, S. 29.

Produkte entstehen und Antibiotika nicht vollständig wirken. Aus diesem Grund wird bei Antibiotikaeinnahme beispielsweise vom Verzehr von Milch abgeraten.[16]

Besonders Flourchinoline und Cephaloporine der dritten beziehungsweise vierten Generation sowie Glykopeptide ebenso wie Makrolide sind laut Weltgesundheitsorganisation von einer solch großen medizinischen Bedeutung, dass sie „nur mit größter Vorsicht und Sorgfalt eingesetzt werden sollten."[17]

2.3 Anwendungsbereiche

Sowohl in der Humanmedizin als auch in der Veterinärmedizin beziehungsweise in der Tierhaltung werden Antibiotika eingesetzt. In der Humanmedizin werden sie als Arzneimittel zur Bekämpfung bakterieller Erreger verwendet. In der Tierhaltung dienen diese jedoch lediglich als Wachstums- und Leistungsförderer und haben keine medizinisch notwendige Indikation.[18] Im Jahr 2013 wurden allein in Deutschland 179 mg/PCU[19] antimikrobieller Substanzen für Lebensmittel liefernde Tiere abgegeben. Mit dieser Menge lag Deutschland weltweit auf Platz sechs. Die Nachbarländer Frankreich und die Niederlande lagen mit 95 mg/CPU beziehungsweise 70 mg/CPU vergleichsweise deutlich dahinter.[20] Die Auswirkungen des Einsatzes von Antibiotika in der Veterinärmedizin und Tierhaltung sind bereits sichtbar: Bis zu 60 Prozent der Mitarbeiter[21] in Geflügelmastbetrieben zeigen bereits „Resistenzen, weil sie im Alltag offenbar noch immer viel zu häufig mit Antibiotika in Kontakt kommen und beispielweise Antibiotikastäube einatmen."[22]

In der Humanmedizin in Deutschland ist die Verordnungsdichte im ambulanten Bereich seit dem Jahr 2005 nahezu konstant geblieben und betrug im Jahr 2014 17,4 DDD[23] pro 1.000 Personen pro Tag.[24] Innerhalb der EU wurde im Jahr 2013 in Griechenland mit 32,2 DDD pro 1.000 Personen pro Tag die höchste Menge an Antibiotika verschrieben. Frankreich folgte mit 30,1 DDD pro 1.000 Personen pro Tag. Deutschland verschrieb im selben Jahr zum Vergleich um die Hälfte weniger mit 15,8 DDD pro 1.000 Personen pro Tag.[25] Die niedrigste Verordnungsdichte hatte die Niederlande mit 10,8 DDD pro 1.000 Personen pro Tag.[26] Antibiotika zählen seit Jahren zu den „umsatzstärksten Wirkstoffgruppen der ambulanten GKV-Arzneimittelverordnungen."[27]

Ein Grund für diese Umsatzstärke ist unter anderem die hohe Anzahl an Fehlverordnungen. Im ambulanten Bereich ist beispielsweise eine Atemwegsinfektion die Hauptindikation für eine Antibiotikatherapie, obwohl „im Unterschied zur Lungenentzündung akute obere Atemwegsinfektionen, vor allem die akute Bronchitis, in mehr als 90 Prozent der Fälle durch Viren ausgelöst werden und daher keine primäre Indikation für Antibiotika

---

[16] Vgl. Bushra, R. et al: Food-Drug Interactions, 2011, S. 77ff.

[17] Deutscher Bundestag: Maßnahmen gegen Antibiotikaresistenzen, 2015, S. 6.

[18] Vgl. BfR: Antibiotika-Einsatz in der Nutztierhaltung, 2016, www.bfr.bund.de.

[19] Population Correction Units: Ein PCU entspricht einem Kilogramm tierischer Lebendmasse.

[20] Vgl. BVL, PEG: GERMAP – Antibiotika-Resistenz und -Verbrauch, 2015, S. 25.

[21] In dieser Arbeit ist bei Berufs-, Gruppen- oder Personenbezeichnungen stets auch die jeweils weibliche Form gemeint. Der Verfasser sieht daher bewusst von einer genderneutralen Ausdrucksweise ab.

[22] Glaeske, G.: Anitbiotika – eine „Wunderwaffe" wird stumpf, 2015, S. 29.

[23] DDD (engl.: defined daily dosis): Definierte Tagesdosis eines Arzneimittels.

[24] Vgl. BVL, PEG: GERMAP – Antibiotika-Resistenz und -Verbrauch, 2015, S. 3.

[25] Vgl. OECD, Health at a Glance, 2013, S. 111.

[26] Vgl. OECD, Health at a Glance, 2013, S. 137.

[27] Glaeske, G.: Resistenzen – der Super-GAU, 2015, S. 28.

darstellen"[28]. Generell werden etwa 85 Prozent der Antibiotika im ambulanten Sektor verordnet, was etwa 500 bis 600 Tonnen Antibiotika entspricht.[29]

Im stationären Bereich hingegen zeigten „im Zeitraum 2013/14 nichtuniversitäre Akutkrankenhäuser, unabhängig von der Größe, im Median einen Verbrauch von 59 DDD/100 Pflegetage und Universitätskliniken einen Verbrauch von 84 DDD/100 Pflegetage."[30]

2.4 Resistenzförderung und -verbreitung

Es gibt zahlreiche Faktoren in der Human-, der Veterinärmedizin und in der Tierhaltung, die zur Förderung der Bildung von Resistenzen führen. Erworbene Resistenzen gehen weitestgehend auf Fehlverhalten der Menschen zurück.

Einerseits werden sowohl in der Human- als auch in der Veterinärmedizin Antibiotika prophylaktisch verordnet und eingenommen. Eine vorherige Abklärung, ob es sich tatsächlich um einen bakteriellen Erreger handelt, findet nur in den wenigsten Fällen statt. Auch die genaue Bestimmung des bakteriellen Erregers wird nicht vorgenommen. Andererseits werden Antibiotika unter diesen Umständen nicht nur vorbeugend, sondern auch nachsorgend – also metaphylaktisch – verordnet. Antibiotika werden häufig bereits bei banalen Infektionen verordnet. So gaben im Jahr 2013 35 Prozent der EU-Bürger an, in den letzten 12 Monaten Antibiotika eingenommen zu haben.[31] Auch die Gabe von Breitspektrum-Antibiotika ist resistenzfördernd, da aufgrund der nicht identifizierten Erreger die Resistenzentwicklung vieler Erreger begünstigt wird. Bei einer vorherigen Identifizierung der Erreger wären in diesem Fall auch Basis-Antibiotika wirksam. In diesem Zusammenhang ist zudem die Therapie des bakteriellen Erregers häufig inadäquat. Ein fehlendes Antibiogramm, fehlende Hintergrundinformationen – sowohl in der Bevölkerung als auch beim medizinischen Fachpersonal – und mangelndes Verantwortungsbewusstsein hinsichtlich der Verordnungen, sind weitere begünstigende Faktoren zur Resistenzförderung. Hinzu kommt, dass sich Breitspektrum-Antibiotika erwiesenermaßen preiselastisch verhalten, das heißt, je mehr Breitspektrum-Antibiotika verordnet werden, desto preiswerter werden sie. Demzufolge werden sie auch häufiger eingesetzt, was sich in Bezug auf die Eindämmung von Resistenzen als nicht vorteilhaft erweist.[32] Belegen lässt sich dieser Mechanismus durch die Verdopplung des Norfloxacin- und Ciprofloxacin-Verbrauchs innerhalb von sieben Jahren, nachdem diese beiden Antibiotika durch Generika-Hersteller deutlich preiswerter wurden. Im gleichen Zeitraums stieg die Resistenzrate gegen Ciprofloxacin bei Escherichia coli an. An diesem Beispiel wird der ökonomische Aspekt von Arzneimitteln beziehungsweise Antibiotika deutlich und lässt vermuten, dass Antibiotika nicht immer der Indikation angemessen eingesetzt werden.[33]

Die Unwissenheit hinsichtlich Antibiotikaresistenzen spiegelt sich auch in dem Bericht „Special Eurobarometer 407" der Europäischen Kommission aus dem Jahr 2013 wider, in dem in Deutschland 1.505 Interviews mit Privatpersonen geführt wurden. Das Interview bestand aus drei Aussagen, die die Personen mit „richtig", „falsch" oder „ich weiß es nicht" beantworten sollten. „Antibiotika töten Viren" war die erste Aussage. Die zweite lautete: „Antibiotika sind gegen Erkältungen und Grippe effektiv". Die letzte Aussage lautete: „Unverantwortlicher Antibiotikaeinsatz führt zu Resistenzen". Lediglich 34 Prozent

---

[28] Vgl. Glaeske, G.: Resistenzen – der Super-GAU, 2015, S. 28.

[29] Vgl. BMG, BMEL, BMBF: DART 2020 – Zwischenbericht, 2017, S. 33.

[30] Vgl. BVL, PEG: GERMAP – Antibiotika-Resistenz und -Verbrauch, 2015, S. 3.

[31] Vgl. Europäische Kommission: Antimicrobial resistance, 2013, S. 5.

[32] Vgl. Meyer, E.: Antibiotikaeinsatz und Resistenzentwicklung in Deutschland, 2015, S. 8.

[33] Vgl. Meyer, E.: Antibiotikaeinsatz und Resistenzentwicklung in Deutschland, 2015, S. 12.

der Befragten wussten, dass Antibiotika keine Viren töten. 49 Prozent der Befragten behaupteten, dass Antibiotika gegen Erkältungen und Grippe effektiv wirksam sind. Da sowohl Erkältungen als auch Grippen von Viren ausgelöst werden, sind Antibiotika bei dieser Therapie nicht wirksam. Immerhin bewerteten 67 Prozent der Befragten die Aussage als richtig, dass unverantwortlicher Antibiotikaeinsatz resistenzfördernd ist. Zum Vergleich lag bei der ersten Aussage der EU-weite Anteil derer, die wussten, dass Antibiotika keine Viren töten, bei 40 Prozent. Bei der zweiten Aussage lag der EU-weite Anteil der richtigen Antwort bei 52 Prozent. Mit 84 Prozent bewertete eine große Mehrheit die Aussage als richtig, dass unverantwortlicher Antibiotikaeinsatz zur resistenzfördernd ist. Bei allen drei Aussagen wird deutlich, dass das Wissen über Antibiotikaeinsatz beziehungsweise Antibiotikaresistenzen in Deutschland im EU-weiten Vergleich unterdurchschnittlich ist.[34]

Die Entstehung von resistenten Erregern erfolgt in erster Linie durch die Gabe von Antibiotika. Die Verbreitung erfolgt durch verschiedenste Übertragungswege der resistenten Erreger.

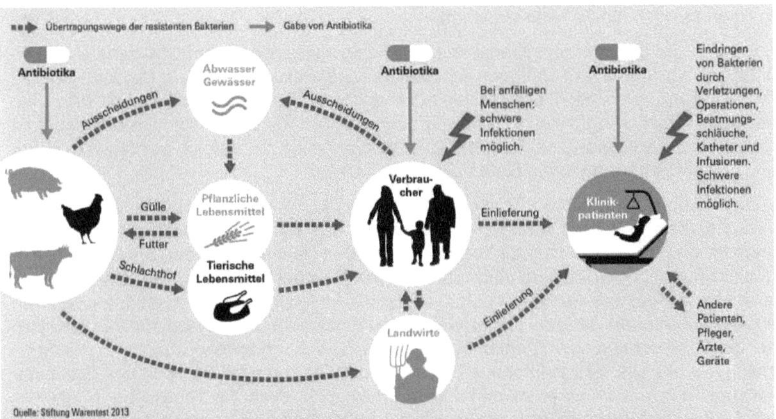

Abbildung 1: Entstehung und Verbreitung von resistenten Erregern (Stiftung Warentest: So entstehen und verbreiten sich resistente Keime, 2013, S. 29)

Wie in Abbildung 1 dargestellt, wird in der Tierhaltung durch den massenhaften therapeutischen Einsatz von Antibiotika die Entwicklung von Resistenzen gefördert. Die resistenten Erreger gelangen so zum einen durch die Ausscheidungen der Tiere sowohl ins Abwasser als auch in die Gewässer. Die Resistenzentwicklung wird dort besonders gefördert, indem beispielsweise ganze Tierherden präventiv therapiert werden, was primär ökonomische Interessen zur Voraussetzung hat.[35] Zum anderen gelangen jedoch auch die Ausscheidungen der Verbraucher, also der Menschen, ins Abwasser und Gewässer. Die Verbraucher fördern durch die Einnahme von Antibiotika und gleichzeitig durch den Konsum tierischer Lebensmittel vom Schlachthof die Resistenzbildung weiter. Auch die pflanzlichen Lebensmittel, die von Abwässern, Gewässern und der Gülle der Tiere belastet sind, werden vom Verbraucher konsumiert. Diese belasteten pflanzlichen Lebensmittel dienen den Tieren zudem als Futter. Bei anfälligen Menschen und bei Landwirten, die beruflich häufigen Kontakt zu Tieren und auch Kontakt zum Verbraucher haben, sind Infektionen ein Grund für einen Krankenhausaufenthalt, in dem wiederum

---

[34] Vgl. Europäische Kommission: Antimicrobial resistance, 2013, S. 24ff.

[35] Vgl. ECDC, EFSA, EMA: Analysis of the consumption of antimicrobial agents, 2015, S. 93.

Antibiotika verordnet und eingenommen werden. Durch Operationen, Verletzungen, Katheter, Beatmungsschläuche und Infusionen sind bakterielle Infektionen möglich, die dann ebenfalls mit Antibiotika therapiert werden. Außerdem ist die Weitergabe der resistenten Erreger an andere Patienten, Pfleger, Ärzte oder Geräte im Krankenhaus möglich. So ist der Kontakt mit Antibiotika beziehungsweise mit resistenten Erregern in fast jedem Lebensbereich gegeben und fördert somit die Entstehung und Ausbreitung resistenter Erreger.

2.5 Gesellschaftliche und wirtschaftliche Bedeutung

Antibiotika kommen nicht nur eine herausragende medizinische Bedeutung zu, sondern haben auch eine große gesellschaftliche und wirtschaftliche Signifikanz. So werden durch die steigende Anzahl an Resistenzen auch die Kosten durch Behandlung dieser enorm steigen und somit auch einen Anstieg der Morbidität und Mortalität begünstigen. Das Weltwirtschaftsforum (WEF) zählt Antibiotikaresistenzen gegenwärtig zu den größten Bedrohungen für die Weltwirtschaft.

Im Bereich der gesetzlichen Krankenversicherung wurden im Jahr 2014 nahezu 45 Millionen Antibiotika mit 448 Millionen definierten Tagesdosen und einem Umsatz von 920 Millionen Euro verordnet. Dabei ist das meistverkaufte Antibiotikum nach definierten Tagesdosen Amoxicillin. Darauf folgt Cefuroxim, das als Reserveantibiotika eingestuft ist und in keiner deutschen Leitlinie als Mittel der Wahl gilt.[36] Im Bereich der privaten Krankenversicherung liegen keine Daten diesbezüglich vor.

Zwar werden im ambulanten Bereich mehr Antibiotika verordnet, doch im Krankenhaus werden diese pro Patient häufiger eingesetzt, sodass es für die resistenten Erreger zu einem erhöhten Selektionsdruck kommt. Neben den Patienten werden auf diese Weise auch die Angehörigen und vor allem das Krankenhauspersonal als Überträger markiert. Der dadurch bedingte Personalausfall, sowie die Isolation infizierter Patienten auf den einzelnen Stationen, sorgen in der Konsequenz zu höheren Kosten für das entsprechende Krankenhaus, die Krankenkassen, das Gesundheitswesen und die Volkswirtschaft generell. Die stetig steigende Resistenzrate durch die jahrzehntelange Gabe von Breitspektrum-Antibiotika – „sowohl zur Prophylaxe als auch zur Therapie von Infektionen"[37] – hat die weitere Resistenzentwicklung fortlaufend begünstigt und somit die Kosten für die Bekämpfung dieser Resistenzen stetig erhöht.[38] Generell führt auch eine Fehlversorgung mit Antibiotika – beispielsweise bei einer Virus- oder Pilzerkrankung – zu einer beschleunigten Resistenzentwicklung. Diese Fehlversorgung verursacht zudem vermeidbare unerwünschte Wirkungen (wie Magen-Darm-Beschwerden, Allergien, Nahrungsmittelunverträglichkeiten usw.), die als Begleiterscheinung bei Antibiotikatherapien auftreten.[39]

Da die Preise für Antibiotika auf dem Markt vergleichsweise sehr gering sind und sich die Vermarktung neuer daher nicht lohnt, ist bis auf wenige Ausnahmen die Antibiotikaforschung in der Pharmaindustrie zum Erliegen gekommen. Gründe dafür sind zum einen die fehlenden Rentabilitäten von Entwicklungsinvestitionen und zum anderen die hohen Entwicklungskosten neuer Arzneimitteln von durchschnittlich circa einer Milliarde US-Dollar. Hinzu kommen die einschränkenden regulatorischen Rahmenbedingungen seitens des Gesetzgebers und die teilweise unsicheren Ertragsaussichten. So sorgen also hauptsächlich betriebswirtschaftliche Gründe für die Stagnation in der Antibiotikaforschung und -entwicklung.

---

[36] Vgl. BVL, PEG: GERMAP – Antibiotika-Resistenz und -Verbrauch, 2015, S. 9.

[37] Schatzmann, K: Beeinflussung des Antibiotikaverbrauchs, 2013, S. 197.

[38] Vgl. Schatzmann, K: Beeinflussung des Antibiotikaverbrauchs, 2013, S. 197.

[39] Vgl. Glaeske, G.: Resistenzen – der Super-GAU, 2015, S. 27.

In Deutschland kommt es durchschnittlich zu 500.000 Krankenhausinfektionen pro Jahr, wovon etwa 7.500 bis 15.000 Todesfälle sind.[40] Zusätzlich 2,5 Millionen Krankenhaustage werden durch resistente Erreger in Europa verursacht.[41] Europaweit verursachen Infektionen mit resistenten Erregern Kosten von etwa 1,5 Millionen Euro, wovon fast die Hälfte durch Arbeitsausfälle entstehen.[42]

Um der Resistenzproblematik effektiv begegnen zu können, ist es notwendig, dass noch mehr Daten hinsichtlich Morbidität, Mortalität und ökonomischer Auswirkungen für die Gesundheitssysteme beziehungsweise der Gesellschaft vorliegen.[43]

---

[40] Vgl. Gastmeier, P., Fätkenheuer, G.: Infektiologie: Dilemma, 2015, www.aerzteblatt.de.
[41] Vgl. Schatzmann, K: Beeinflussung des Antibiotikaverbrauchs, 2013, S. 197.
[42] Vgl. ECDC/EMEA: The bacterial challenge: time to react, 2009, S. 13.
[43] Vgl. Wilke, M. H.: Multiresistant bacteria and current therapy, 2010, S. 571ff.

3 Maßnahmen gegen Antibiotikaresistenzen

3.1 Globaler Aktionsplan

Auf internationaler und nationaler Ebene sind in den letzten Jahren zahlreiche Strategien gegen Antibiotikaresistenzen verfasst worden. Die Weltgesundheitsorganisation hat in Zusammenarbeit mit der Weltorganisation für Tiergesundheit (OIE) und der Weltorganisation für Ernährung und Landwirtschaft (FAO) eine internationale Strategie zur Bewältigung dieses Problems erarbeitet. So wurde von der Weltgesundheitsversammlung (WHA) im Mai 2015 ein Aktionsplan gegen die globale Entwicklung von Antibiotikaresistenzen verabschiedet, der fünf Hauptpunkte umfasst: Generell soll zunächst das Bewusstsein und Verständnis für beziehungsweise von Resistenzen gegen Antibiotika geschärft und verbessert werden. Dies soll durch eine wirksame Kommunikation und durch eine gute Aus-, Weiter- und Fortbildung des medizinischen Fachpersonals erreicht werden. Zudem soll die Überwachung und die Forschung diesbezüglich weiter vorangetrieben und praktiziert werden. Dazu gehört, dass generell die Inzidenz von Infektionen weltweit reduziert werden soll. Durch eine Optimierung des bisherigen Antibiotikaeinsatzes und verbesserte Hygiene- und Infektionsschutzmaßnahmen soll dies beispielsweise realisiert werden. All diese Maßnahmen zielen vor allem auf eine nachhaltige Wirkung ab. Dies soll vor allem durch langfristige Investitionen für die Erforschung und Diagnostik neuer Antibiotika gelingen.[44]

Bis zum Jahr 2017 werden alle Regierungen aufgefordert, eine an den WHA-Aktionsplan angelehnte nationale Resistenzstrategie vorzuweisen. Mit Unterstützung der Weltgesundheitsorganisation wird die Entwicklung und Implementation der nationalen Strategien vorangetrieben, um den sinnvollen Gebrauch von Antibiotika in der Veterinärmedizin, in der Tierhaltung und in der Humanmedizin langfristig schützen und erhalten zu können.[45]

3.2 DART 2020

Bereits im selben Monat der Verabschiedung des Globalen Aktionsplans gegen Antibiotikaresistenzen durch die Weltgesundheitsversammlung, beschloss die deutsche Bundesregierung – auf die vorherige gemeinsame Initiative der Bundesministerien für Gesundheit (BMG), für Ernährung und Landwirtschaft (BMEL) und für Bildung und Forschung (BMBF) – die Deutsche Antibiotika-Resistenzstrategie. Diese nationale Strategie verfolgt dieselbe Zielsetzung wie die der Weltgesundheitsorganisation.

Die Ziele umfassen sechs Punkte. Als erstes soll der One-Health-Ansatz national und international gestärkt werden. Das bedeutet, dass eine ganzheitliche Betrachtung der Resistenzproblematik notwendig ist, um sektorübergreifend (in der Veterinärmedizin, in der Tierhaltung und in der Humanmedizin) mit Hilfe der zuständigen nationalen und internationalen Institutionen reagieren zu können.[46]

Das zweite Ziel thematisiert die frühzeitige Erkennung von Resistenzentwicklungen, um Empfehlungen hinsichtlich der Therapie und Hygiene in betreffenden Einrichtungen fortlaufend anpassen zu können. Realisiert wurde dieses Ziel bereits mit Einführung der Antibiotika-Verbrauchs-Surveillance im Jahr 2007.[47]

---

[44] Vgl. WHO: Global Action Plan on Antimicrobial Resistance, 2015, S. 8ff.

[45] Vgl. WHO: WHA addresses antimicrobial resistance, 2015, www.who.int.

[46] Vgl. BMG, BMEL, BMBF: DART 2020 – Zwischenbericht, 2017, S. 8ff.

[47] Vgl. BMG, BMEL, BMBF: DART 2020 – Zwischenbericht, 2017, S. 13ff.

Die Therapie-Optionen sollen laut der Deutsche Antibiotika-Resistenzstrategie erhalten und zugleich verbessert werden, um einen langfristigen und sinnvollen Antibiotikaeinsatz sicherstellen zu können. Auch dieses Ziel wurde bereits im Jahr 2014 mit der Einführung der Antibiotika-Verbrauchs-Surveillance erreicht, an der deutschlandweit aktuell 282 Krankenhäuser teilnehmen. Die gewonnenen Daten dienen als Grundlage für das Verständnis der Zusammenhänge zwischen Antibiotikaverbrauch und Resistenzentwicklung.[48]

Um Infektionen vermeiden zu können, ist als viertes Ziel die frühzeitige Unterbrechung von Infektionsketten definiert. Durch gute Aus-, Weiter- und Fortbildung des betroffenen Personals in den verschiedenen Sektoren hinsichtlich der Hygiene und Diagnostik, können Infektionsketten unterbrochen werden.[49] Diese Maßnahmen können zudem auch dem fünften Ziel „Bewusstsein fördern und Kompetenzen stärken"[50] zugeordnet werden. Nicht nur in den entsprechenden Fachkreisen ist eine umfassende Aufklärung der Problematik notwendig, sondern auch in weiten Teilen der Bevölkerung muss ein Verständnis dafür wachsen.[51]

Zuletzt ist die Unterstützung der Forschung und Entwicklung von Antibiotika und der Entwicklung von Resistenzen wichtig, um auch in Zukunft den sich ständig ändernden Bedingungen wirksam entgegentreten zu können.[52] Zur Entwicklung gehört in diesem Sinne beispielsweise auch die Entwicklung neuer oder die Verbesserung bestehender Surveillance-Systeme, die eine effektive Maßnahme zur Bekämpfung von Antibiotikaresistenzen sein können.

3.3 10-Punkte-Plan

Vom Bundesministerium für Gesundheit wurde ebenfalls im Jahr 2015 ein 10-Punkte-Plan zur Vermeidung behandlungsassoziierter Infektionen und Antibiotika-Resistenzen vorgelegt. Wenige Monate vor dem Beschluss der Deutschen Antibiotika-Resistenzstrategie wurde der 10-Punkte-Plan als Maßnahme gegen die Resistenzproblematik vorgestellt, nachdem zuvor verschiedene gesundheitspolitische Initiativen mäßig erfolgreich waren.

Demnach soll weiterhin die Ausbreitung von multiresistenten Erregern verhindert werden, indem die Empfehlungen der Kommission für Krankenhaushygiene und Infektionsprävention (KRINKO) in Krankenhäusern – vor allem bei ambulanten Screenings vor einem Krankenhausaufenthalt – konsequenter als bisher umgesetzt werden sollen. Das Robert Koch-Institut soll dabei „die regionalen Netzwerke aus Gesundheitsämtern, Ärzten und Krankenhäusern zur Bekämpfung der Antibiotika-Resistenzen"[53] unterstützen. So ist zum Beispiel auch die Einführung eines verbindlichen „Screenings auf multiresistente gramnegative Erreger (4MRGN) schon vor der Aufnahme in ein Krankenhaus"[54] geplant. Durch Hygiene-Förderprogramme sollen außerdem die Hygienestandards in allen Einrichtungen weiter ausgebaut werden, indem unter anderem genügend und aus-

---

[48] Vgl. BMG, BMEL, BMBF: DART 2020 – Zwischenbericht, 2017, S. 15ff.

[49] Vgl. BMG, BMEL, BMBF: DART 2020 – Zwischenbericht, 2017, S. 19ff.

[50] BMG, BMEL, BMBF: DART 2020 – Zwischenbericht, 2017, S. 23.

[51] Vgl. BMG, BMEL, BMBF: DART 2020 – Zwischenbericht, 2017, S. 23f.

[52] Vgl. BMG, BMEL, BMBF: DART 2020 – Zwischenbericht, 2017, S. 25f.

[53] BMG: 10-Punkte-Plan, 2015, S. 2.

[54] Vgl. BMG: 10-Punkte-Plan, 2015, S. 2.

reichend qualifiziertes „ärztliches und pflegerisches Personal sowie Reinigungspersonal"[55] vorhanden ist. Bei der Landeskrankenhausplanung soll zur Qualitätssicherung beziehungsweise -steigerung beispielsweise die Einhaltung der Hygienemaßnahmen berücksichtigt werden. Zur Schaffung von mehr Transparenz und zur Sicherung der Qualität sollen nun auch Patienten durch verpflichtende Qualitätsberichte seitens der Krankenhäuser besser und objektiver informiert werden. Eine Verschärfung der Meldepflichten durch eine Änderung der Meldepflichtverordnung sorgt für ein schnelleres Handeln der Gesundheitsämter und gleichzeitig für „notwendige epidemiologische Daten über die Entwicklung und Verbreitung"[56] von multiresistenten Erregern für das Robert Koch-Institut. Aus diesen Daten lassen sich anschließend zielgenaue Maßnahmen zur Bekämpfung resistenter Erreger ableiten. Die Voraussetzung für ein qualifiziertes pflegerisches und ärztliches Personal im ambulanten und stationären Bereich sind verpflichtende Fortbildungen hinsichtlich der Diagnostik und Therapie. „Die Fortbildung von medizinischem Personal ist eine wesentliche Voraussetzung für einen sachgemäßen Einsatz von Antibiotika."[57] Ein weiterer Punkt ist die Verbesserung der Versorgungsforschung zur Vermeidung nosokomialer Infektionen. Dies soll durch eine Verstärkung der Forschungsanstrengungen mit Hilfe einer „gemeinsame[n] ‚Task Force Antibiotikaforschung' bei den Bundesministerien für Bildung und Forschung sowie für Gesundheit"[58] erreicht werden.[59] Durch die Aktualisierung der Deutschen Antibiotika-Resistenzstrategie wird die jeweils aktuelle Situation in der Humanmedizin, Veterinärmedizin und Tierhaltung sachgerecht bewertet und an die sich ändernden Herausforderungen angepasst. Durch diesen Prozess wird der One-Health-Gedanke weiter gestärkt. Die Erforschung und Entwicklung neuer Antibiotika soll durch einen offenen Dialog zwischen Wissenschaft und der pharmazeutischen Industrie gefördert werden. Probleme sollen identifiziert und Anreize geschaffen werden, damit auch in Zukunft eine bedarfsgerechte Versorgung der Bevölkerung mit Antibiotika sichergestellt ist. Die Deutsche Antibiotika-Resistenzstrategie hat bereits „einen wichtigen Beitrag bei der Ausarbeitung und Umsetzung des Globalen Aktionsplans"[60] der Weltgesundheitsorganisation geleistet. Durch die Schaffung eines Bewusstseins der Bedrohung durch Resistenzen wird die Voraussetzung für eine Zusammenarbeit zwischen den Staaten geschaffen. Generell sollen die bedeutendsten Industrienationen eine Vorbildfunktion hinsichtlich der Bekämpfung resistenter Erreger einnehmen und so „Instrumente zur Entwicklung neuer Antibiotika, [...] [diagnostische] Testmethoden und [...] [alternative] Behandlungen"[61] vorantreiben.[62]

---

[55] BMG: 10-Punkte-Plan, 2015, S. 2.

[56] BMG: 10-Punkte-Plan, 2015, S. 2.

[57] BMG: 10-Punkte-Plan, 2015, S. 3.

[58] BMG: 10-Punkte-Plan, 2015, S. 3.

[59] Vgl. BMG: 10-Punkte-Plan, 2015, S. 3.

[60] BMG: 10-Punkte-Plan, 2015, S. 4.

[61] BMG: 10-Punkte-Plan, 2015, S. 4.

[62] Vgl. BMG: 10-Punkte-Plan, 2015, S. 4.

3.4 Weitere Maßnahmen

Im Februar 2017 veröffentlichte die Weltgesundheitsorganisation eine Liste von zwölf Bakterienarten, die die größte Gefahr für die menschliche Gesundheit darstellen. Die Prioritätenliste wurde maßgeblich vom Deutschen Zentrum für Infektionsforschung (DZIF) an der Universität Tübingen entwickelt. Unterteilt wird die Liste hinsichtlich der Prioritäten „kritisch", „hoch" und „mittel". Zu den kritischen bakteriellen Erregern gehören Acinetobacter baumannii, Pseudomonas aeruginosa (beide resistent gegen Carbapenem) und Enterobacteriaceae (resistent gegen Carbapenem und produzieren ESBL). Mit der Priorität „hoch" wurden folgende bakterielle Erreger eingeteilt: Enterococcus faecium (resistent gegen Vancomycin), Staphylococcus aureus (resistent gegen Methicillin, intermediär und resistent gegen Vancomycin), Helicobacter pylori (resistent gegen Clarithromycin), Campylobacter spp., Salmonellae (beide resistent gegen Flourchinolone) und Neisseria gonorrhoeae (resistent gegen Flourchinoline und Cephalosporine). Zur letzten Priorität gehören Streptococcus pneumoniae (sensibel gegen Penicilline), Haemophilus influenzae (resistent gegen Ampicillin) und Shigella spp. (resistent gegen Flourchinoline). Diesen zwölf Bakterienarten soll in der Forschung und Entwicklung neuer Antibiotika eine besondere Priorität zukommen. Sie zeigt auf, welche Antibiotika dringend neu entwickelt werden müssen und gegen welche bakteriellen Erreger sie wirken müssen.[63]

Auf internationaler Ebene hat die EU-Kommission „eine europaweite 5-Jahres-Antibiotika-Resistenzstrategie vorgeschlagen, die die Bereiche öffentliche Gesundheit, Lebensmittelsicherheit, Verbrauchersicherheit, Umwelt, Tiergesundheit und Tierschutz sowie nicht-therapeutische Nutzung von Antibiotika umfassen soll."[64] Die Europäische Arzneimittelbehörde verfolgt zurzeit ebenfalls eine Resistenzstrategie, um über die Zulassung von Antibiotika in der Veterinärmedizin Einfluss auf die Entwicklung von Resistenzen zu nehmen. Gleichzeitig entwickeln die nationalen Zulassungsbehörden der EU einen Aktionsplan gegen Antibiotikaresistenzen.[65]

Um Übertragungen resistenter Erreger durch mangelnde Hygiene in Krankenhäusern zu vermeiden, wurde in Deutschland durch das Krankenhausstrukturgesetz (KHSG) ein Förderprogramm bezüglich der Hygiene und der Pflegestellen eingerichtet. Mittels Weiterbildungen des Krankenhauspersonals in der Infektiologie und mittels einer generellen Verbesserung der Personalausstattung sollen diese Ziele erreicht werden.[66]

Mit Hilfe von Investitionen des Bundesministeriums für Bildung und Forschung werden neuartige Ansätze in der Therapie und der Diagnostika von bakteriellen Infektionskrankheiten weiter gefördert. Im Kontext des von der Bundesregierung initiierten Pharmadialogs wurde der Entwicklung von Resistenzen bereits die für dieses Thema notwendige Aufmerksamkeit geschenkt und neue gemeinsame Lösungsansätze für die Entwicklung neuer Antibiotika vereinbart.[67] Um sowohl die Patienten als auch die Ärzte besser über die Entwicklung von Antibiotikaresistenzen zu informieren, werden in Zukunft durch die Bundeszentrale für gesundheitliche Aufklärung (BZgA), die Bundesärztekammer (BÄK) und die Kassenärztliche Bundesvereinigung (KBV) Informationen für diese Gruppen bereitgestellt.[68]

---

[63] Vgl. WHO: Priority pathogens list for R&D of new antibiotics, 2017, www.who.int.

[64] BMEL: Maßnahmen gegen die Ausweitung von Antibiotika-Resistenzen, o. J., www.bmel.de.

[65] Vgl. BMEL: Maßnahmen gegen die Ausweitung von Antibiotika-Resistenzen, o. J., www.bmel.de.

[66] Vgl. BMG, BMEL, BMBF: DART 2020 – Zwischenbericht, 2017, S. 20.

[67] Vgl. BMG, BMEL, BMBF: DART 2020, 2015, S. 27.

[68] Vgl. BMG, BMEL, BMBF: DART 2020, 2015, S. 21.

4 Surveillance-Systeme

Neben einem europäischen Surveillance-System existieren in Deutschland zurzeit drei relevante Überwachungs-Systeme, die aufgrund ihrer engen thematischen Verbundenheit perspektivisch zusammengeführt werden sollen. Um feststellen zu können, ob Resistenzprobleme lediglich lokal begrenzt oder überregional verbreitet sind, ist „die Zusammenführung von Resistenzraten auf repräsentativer Basis"[69] sinnvoll. Das Ziel der systematischen und kontinuierlichen Erfassung, Analyse und der anschließenden Interpretation dieser relevanten Daten ist die Umsetzung von Maßnahmen zur Reduzierung von bakteriellen Erregern.[70] Der Leiter des jeweiligen Krankenhauses oder der Leiter von Einrichtungen für ambulantes Operieren ist für die Einhaltung des Infektionsschutzgesetzes verantwortlich – für die Ausführung ist der jeweilige Krankenhaushygieniker zuständig. Überwachung wird in den jeweiligen Landeshygieneverordnungen genau geregelt. Generell gilt in Deutschland jedoch, dass die Überwachung dem Infektionsschutz der Patienten, der Optimierung von Therapien sowie mittelbar dem Mitarbeiterschutz in solchen Einrichtungen dient.[71] Die Überwachungs-Systeme zu den Themenkomplexen nosokomiale Infektionen und Antibiotikaresistenz werden nachfolgend im Einzelnen kurz dargestellt.

4.1 European Antimicrobial Resistance Surveillance Network

Als Vorreiter der Überwachungs-System in Europa gilt das im Jahr 1998 gegründete European Antimicrobial Resistance Surveillance System (EARSS), das ein Netzwerk aus nationalen Resistenz-Surveillance-Systemen der Europäischen Union darstellt. Für ausgewählte bakterielle Erreger werden valide Daten hinsichtlich ihrer Resistenzentwicklung erhoben und diese als Basis für die Darstellung der unterschiedlichen Entwicklungen zwischen den einzelnen Ländern der Europäischen Union.[72]

Zurzeit werden die Daten von Escherichia coli, Staphylococcus aureus, Enterococcus faecium, Streptococcus pneumoniae, Pseudomonas aeruginosa, Klebsiella pneumoniae und Acinetobacter spp. erhoben. Dabei wird geprüft, ob die jeweiligen bakteriellen Erreger resistent, intermediär oder sensibel gegen ein bestimmtes Antibiotikum sind. Um die Qualität dauerhaft zu gewährleisten, wird diese jährlich von einem externen Institut überprüft. Zudem werden auch jährliche Berichte über die erhobenen Daten veröffentlicht.[73]

Im Jahr 2010 wurde das European Antimicrobial Resistance Surveillance System in European Antimicrobial Resistance Surveillance Network (EARS-Net) umbenannt, das durch das European Centre for Disease Prevention and Control (ECDC) betreut wird. Für alle teilnehmenden Staaten können die Daten hinsichtlich der Resistenzentwicklung über eine interaktive Datenbank eingesehen werden.[74] Zudem ist die Abfrage der verschiedenen Resistenzraten über einen sogenannten Surveillance-Atlas möglich.[75]

---

[69] Noll, I., Eckmanns, T.: Antibiotika-Resistenz-Surveillance in Deutschland, 2013, S. 125.

[70] Vgl. Robert Koch-Institut: ARS, o. J., www.ars.rki.de.

[71] Vgl. Warnke, P. et al: Surveillanceberichte, 2014, S. 1377.

[72] Vgl. Robert Koch Institut: EARS-Net, o. J., www.ars.rki.de.

[73] Vgl. Robert Koch Institut: EARS-Net, o. J., www.ars.rki.de.

[74] Vgl. Robert Koch Institut: EARS-Net, o. J., www.ars.rki.de.

[75] Vgl. ECDC.: Surveillance Atlas of Infectious Diseases, o. J., www.atlas.ecdc.europa.eu.

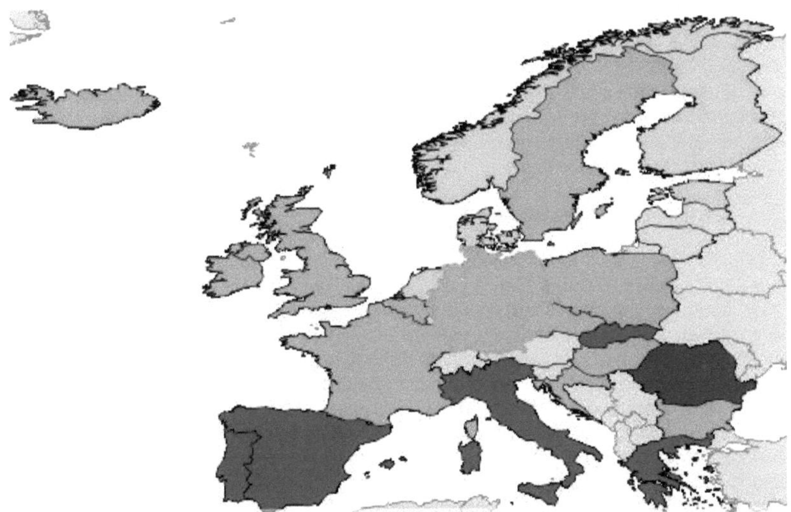

Abbildung 2: Europaweite Verteilung der Antibiotikaresistenz von MRSA im Jahr 2015 (ECDC: Surveillance Atlas of Infectious Diseases, o. J., www.atlas.ecdc.europa.eu.)

Zur Veranschaulichung sind in Abbildung 2 beispielhaft europäische Länder und ihre unterschiedlichen Resistenzraten aus isolierten Kulturen des Mehticillin-resistenten Staphylococcus aureus von 2015 zu sehen. In den dunkelrot markierten Ländern beträgt die Resistenzrate über 75 Prozent, in den weinroten 50 – 75 Prozent, in den roten 25 – 50 Prozent, in den orange markierten Ländern sind es 10 – 25 Prozent und in den gelb markierten Ländern 5 – 10 Prozent. Hellgrün markierte Länder haben eine Resistenzrate von 1 – 5 Prozent und grüne eine Resistenzrate von unter einem Prozent. Bei Betrachtung des Atlas' ist auffällig, dass es ein Nord-Süd-Gefälle gibt. In den nordischen Ländern sind Resistenzraten besonders niedrig, wohingegen in den südlichen Ländern Resistenzraten über 75 Prozent zu verzeichnen sind.

4.2 Krankenhaus-Infektions-Surveillance-System

Im deutschen Gesundheitswesen wird die Effizienz der Überwachung im Hygienemanagement besonders durch das sogenannte Krankenhaus-Infektions-Surveillance-System belegt. Das Krankenhaus-Infektions-Surveillance-System ist seit 1997 eine freiwillige externe Qualitätskontrolle von Stationen beziehungsweise Abteilungen in Krankenhäusern, um die Qualität von Hygienemaßnahmen zu überwachen und nach einer einheitlichen Methode mit anderen Krankenhäusern vergleichbar zu machen. Die erhobenen Daten werden vom Nationalen Referenzzentrum für die Surveillance von nosokomialen Infektionen analysiert und anschließend anonymisiert bereitgestellt.[76]

Mithilfe einzelner Module werden die entsprechenden Risikobereiche berücksichtigt. Folgende Module sind Teil des Krankenhaus-Infektions-Surveillance-Systems: Modul für Methicillin-resistente Staphylococcus aureus (MRSA-KISS), Patienten mit Zentral-Venen-Katheter oder Harnwegkatheter oder maschineller Beatmung auf Nicht-Intensivstationen (STATIONS-KISS), ambulant operierte Patienten (AMBU-KISS), Patienten nach

---

[76] Vgl. NRZ: KISS, 2014, www.nrz-hygiene.de.

Knochenmarktransplantationen (ONKO-KISS), Frühgeborene auf neonatologischen Intensivstationen (NEO-KISS), operierte Patienten (OP-KISS) und Patienten auf Intensivstationen (ITS-KISS).[77] Nach der Teilnahme eines Einführungskurses, „in dem die Methodik der Erfassung ausführlich dargestellt und die Diagnostik mithilfe der festgelegten
Definitionen trainiert werden"[78], kann sich das Krankenhaus zur Teilnahme an einem,
mehreren oder allen Modulen entscheiden.[79]

4.3 Antibiotika-Resistenz-Surveillance

Auf Initiative des Robert Koch-Instituts (RKI) wurde das Projekt „ARS – Antibiotika-Resistenz-Surveillance in Deutschland" vom Bundesministerium für Gesundheit von 2007
– 2010 gefördert, um kontinuierlich und flächendeckend Daten zur Lage von Resistenzen zu liefern. „In diesem Zeitraum wurden die organisatorischen und methodischen
Grundlagen geschaffen, um Resistenzdaten für das gesamte Spektrum klinisch relevanter bakterieller Erreger sowohl aus der stationären wie der ambulanten Versorgung zu
erfassen und auszuwerten."[80] Die Weiterentwicklung der Antibiotika-Resistenz-Surveillance wird seit 2010 dauerhaft fortgesetzt.[81] Freiwillig teilnehmende medizinisch-mikrobiologische Labore können Proben von Patienten aus ambulanter und stationärer Versorgung auf Infektionserreger und Resistenzen untersuchen. Die Daten werden an das
Robert Koch-Institut weitergeleitet und dort zentral gespeichert. Dort werden sie einerseits der (Fach-)Öffentlichkeit und andererseits den Laboren in sogenannten Feedback-
Reports zur Verfügung gestellt. Die Antibiotika-Resistenz-Surveillance dient in erster Linie als Frühwarn- beziehungsweise Rückkopplungssystem für die teilnehmenden Labore.[82]

4.3.1 Teilnahmevoraussetzungen und Methodik

Im Gegensatz zu Studien ist eine Standardisierung der Methoden der Antibiotika-Resistenz-Surveillance (ARS) zur Identifizierung und Empfindlichkeitsprüfung der Erreger
nicht möglich, da die Resistenzbestimmung in den teilnehmenden Laboratorien im Rahmen der Routinediagnostik durchgeführt wird. Die Voraussetzung zur Teilnahme an der
ARS ist zum einen die Einhaltung der mikrobiologisch-infektiologischen Qualitätsstandards (MiQ) der Deutschen Gesellschaft für Hygiene und Mikrobiologie (DGHM) und
zum anderen die Teilnahme an einer externen Qualitätskontrolle des European Antimicrobiological Resistance Surveillance Network.[83]

Anhand von Grenzwerten und Expertenregeln wird die Therapierbarkeit eines bakteriellen Erregers mit dem Antibiotikum in die Kategorien sensibel, intermediär und resistent
eingeteilt. Die Kategorien sind in dem ISO-Standard 20776-1 geregelt, sodass eine internationale Vergleichbarkeit gegeben ist. Als sensibel werden bakterielle Erreger bezeichnet, die bei einer in vitro Inhibition eines Antibiotikums eine hohe therapeutische
Erfolgswahrscheinlichkeit besitzen. Dahingegen werden bakterielle Erreger als intermediär bezeichnet, die bei einer in vitro Inhibition eines Antibiotikums lediglich ein unsicheres therapeutisches Ergebnis haben. Resistent sind bakterieller Erreger, wenn bei einer
in vitro Inhibition eines Antibiotikums ein Versagen der Therapie sehr wahrscheinlich

---

[77] Vgl. NRZ: KISS, 2014, www.nrz-hygiene.de.

[78] Vgl. NRZ: KISS, 2014, www.nrz-hygiene.de.

[79] Vgl. NRZ: KISS, 2014, www.nrz-hygiene.de.

[80] Vgl. Noll, I., Eckmanns, T.: Antibiotika-Resistenz-Surveillance in Deutschland, 2013, S. 125.

[81] Vgl. Noll, I., Eckmanns, T.: Antibiotika-Resistenz-Surveillance in Deutschland, 2013, S. 126.

[82] Vgl. BMG, BMEL, BMBF: DART 2020, 2015, S. 12.

[83] Vgl. Noll, I., Eckmanns, T.: Antibiotika-Resistenz-Surveillance in Deutschland, 2013, S. 126.

ist.[84] „Die Reports basieren auf Erstisolaten, d.h. dem ersten Isolat des Erregers pro Patient und kalendarischem Quartal, bei der Option ‚Material = Blutkultur' dem ersten Isolat des Erregers aus Blutkultur pro Patient und kalendarischem Quartal."[85]

4.3.2 Datenbasis

Seit dem Jahr 2008 werden die Daten einmal jährlich zur Jahresmitte – jedoch mit variierendem Zeitpunkt – veröffentlicht. Zum Ende eines Jahres erhalten die teilnehmenden Labore ein Feedback über die Qualität der übermittelten Daten. Generell werden nur vollständige Daten von den einzelnen Laboratorien freigegeben, die dann als Grundlage der Datenbank dienen. Bei Krankenhäusern wird zudem geprüft, ob das jeweilige Krankenhaus vollständig abgebildet ist und es keine Verzerrungen aufgrund von unvollständigen Abbildungen der Krankenhäuser gibt. Auch ein neu teilnehmendes Labor kann retrospektiv Daten aus den Vorjahren bereitstellen.[86]

4.3.3 Datenmanagement

Die Statistiken zu den Resistenzen der einzelnen Bakterienstämme werden mit Hilfe von Routinealgorithmen automatisiert berechnet. Zuvor werden die zugesendeten Daten hinsichtlich ihrer Validität und Qualität überprüft und anschließend in die Datenbank importiert. Die Daten der jeweiligen Labore werden wiederum über eine elektronische Schnittstelle zum Robert Koch-Institut transferiert. So lässt sich der Datenfluss anhand der folgenden Komponenten zusammenfassen: Schnittstelle für den Datentransfer, Import der Daten in die zentrale Datenbank des Robert Koch-Instituts, Auswertung der Daten mit Hilfe von Routinealgorithmen, Abfrage der Ergebnisse in einer interaktiven Datenbank und schließlich die Bereitstellung der Feedback-Reports an die teilnehmenden Labore.[87]

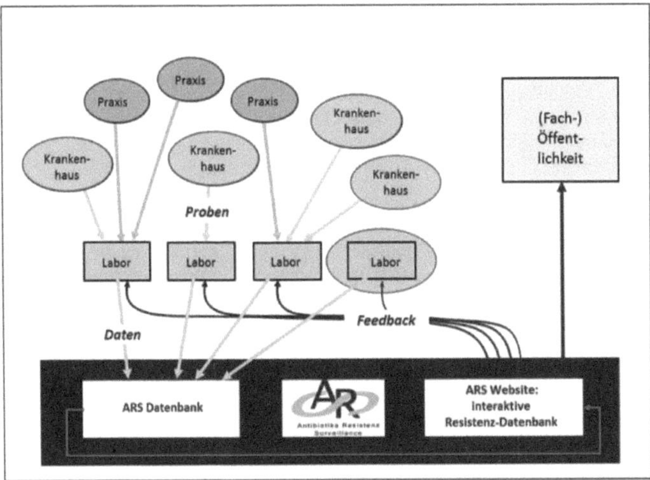

Abbildung 3: Schematische Darstellung des Datenflusses der Antibiotika-Resistenz-Surveillance (RKI: Normen, o. J., www.ars.rki.de.)

---

[84] Vgl. RKI: Normen, o. J., www.ars.rki.de.

[85] Vgl. RKI: Reports, o. J., www.ars.rki.de.

[86] Vgl. RKI: Datenbasis, o. J., www.ars.rki.de.

[87] Vgl. Noll, I., Eckmanns, T.: Antibiotika-Resistenz-Surveillance in Deutschland, 2013, S. 127.

5 Antibiotika-Verbrauchs-Surveillance

5.1 Hintergrund und Ziele

Sieben Jahre nach der Einführung der Antibiotika-Reisistenz-Surveillance wurde im Jahr 2014 schließlich auch die Antibiotika-Verbrauchs-Surveillance eingeführt.[88] Die Zusammenarbeit zwischen dem Robert Koch-Institut und dem Nationalen Referenzzentrum für Surveillance für nosokomiale Infektionen – ausgeübt durch das Institut für Hygiene und Umweltmedizin der Charité in Berlin – hat den Vorteil, dass die vorhandenen Infrastrukturen und das vorhandene Fachwissen an beiden Institutionen für die Etablierung der Antibiotika-Verbrauchs-Surveillance genutzt werden kann.[89]

Die Einführung einer Verbrauchs-Überwachung war angesichts der Bedrohung durch Resistenzen notwendig, da es bis zu diesem Zeitpunkt – wie schon bei dem Projekt SARI (Surveillance der Antibiotikanwendung und bakterieller Resistenzen auf Intensivstationen) – keine repräsentativen epidemiologischen Daten hinsichtlich der Korrelation zwischen Antibiotikaverbrauch und Resistenzentwicklung gab. Im Gegensatz zur Antibiotika-Resistenz-Surveillance, bei der lediglich medizinisch-mikrobiologische Labore teilnehmen können, setzt die Antibiotika-Verbrauchs-Surveillance direkt an dem betreffenden Standort an, an dem hohe Mengen von Antibiotika verbraucht werden, nämlich dem Krankenhaus. Besonders auf Intensivstationen werden wegen der speziellen Patientenpopulation im Vergleich zu Nicht-Intensivstationen überdurchschnittlich viele Antibiotika appliziert. Dies führt in der Konsequenz zu einer höheren Resistenzrate bakterieller Erreger.[90]

Primäres Ziel der Antibiotika-Verbrauchs-Surveillance – an der aktuell annähernd 15 Prozent der Krankenhäuser teilnehmen – ist die Einhaltung der gesetzlichen Vorgaben, nämlich die im Infektionsschutzgesetz vorgeschriebene Norm, dass Krankenhäuser und Einrichtungen für ambulantes Operieren dazu verpflichtet sind, Daten zum Verbrauch von Antibiotika „fortlaufend in zusammengefasster Form aufzuzeichnen, diese Daten unter Berücksichtigung der lokalen Resistenzsituation zu bewerten, daraus sachgerechte Schlussfolgerungen hinsichtlich des Einsatzes von Antibiotika zu ziehen und das Personal über erforderliche Anpassungen zu informieren und diese umzusetzen".[91]

Des Weiteren dient diese Datenerhebung dazu, eine nationale und regionale repräsentative Bereitstellung von Referenzdaten anzubieten.[92] Die kontinuierliche Erhebung und anschließende Analyse des Antibiotikaverbrauchs unterstützt das vor allem in Krankenhäusern eingesetzte Antibiotic Stewardship Programme. Solche Programme zur Optimierung der Antibiotikatherapie werden vor allem in Krankenhäusern eingesetzt. Realisiert wird dies durch ein interdisziplinäres Team, das aus einem Oberarzt, einem Krankenhausapotheker und einem Mikrobiologen besteht. Durch die mit unterschiedlichen Maßnahmen optimierte Antibiotikatherapie wird die Entwicklung von resistenten Erregern verringert, die Verträglichkeit beim Patienten erhöht und somit die Kosten für das Gesundheitssystem gesenkt.[93]

---

[88] Vgl. RKI: AVS. Surveillanceprotokoll, 2015, S. 3.

[89] Vgl. RKI: AVS, o. J., www.avs.rki.de.

[90] Vgl. Meyer, E. et al: SARI, 2004, S. 345.

[91] Infektionsschutzgesetz (IfSG): § 23 Abs. 4 Satz 2.

[92] Vgl. RKI: AVS, o. J., www.avs.rki.de.

[93] Vgl. Cisneros, J. M. et al: Global impact of an educational antimicrobial stewardship programme, 2014, S. 82.

Vorteilhaft ist, dass für die Durchführung der Überwachung die Basisdaten nicht neu erhoben werden müssen, sondern bereits vorliegen. Den Krankenhäusern stand vor der Einführung der Antibiotika-Verbrauchs-Surveillance kein System bereit, dass die Daten hinsichtlich des Antibiotikaverbrauchs strukturiert aufbereitet hat. Das Robert Koch-Institut ist bei diesem Projekt für die inhaltliche Planung verantwortlich und stellt zudem die Voraussetzungen in informationstechnischer Hinsicht. Dazu gehören die Datenverarbeitung und das Reporting-System. Das Nationale Referenzzentrum für Surveillance von nosokomialen Infektionen stellt mit dem Datenportal „webKess" die Oberfläche zur Erfassung der Daten und zum Abrufen dieser. Mit dem Datenportal „webKess" nutzt man hier ein bereits beim Krankenhaus-Infektions-Surveillance-System verwendetes System, das für die Antibiotika-Verbrauchs-Surveillance erweitert wurde.[94]

5.2   Teilnahmevoraussetzungen

Die Teilnahme an dem Projekt der Antibiotika-Verbrauchs-Surveillance ist freiwillig und kann nur nach Zustimmung der Klinikleitung erfolgen. Außerdem muss die Bereitschaft aller zur Durchführung verantwortlichen Abteilungen im Krankenhaus vorhanden sein, die entsprechenden Daten hinsichtlich der inhaltlichen und technischen Richtlinien dem Nationalen Referenzzentrum für Surveillance von nosokomiale Infektionen beziehungsweise dem Robert Koch-Institut bereitzustellen, damit auch das gesamte Krankenhaus an der Antibiotika-Verbrauchs-Surveillance teilnehmen kann. Neben der Ernennung eines Ansprechpartners für das Nationale Referenzzentrum für Surveillance für nosokomiale Infektionen beziehungsweise für das Robert Koch-Institut ist sowohl die Bereitschaft zur Einspeisung der vom Krankenhaus zur Verfügung gestellten Daten in das Datenmanagementsystem webKess als auch die Bereitschaft zur Teilnahme an den Maßnahmen zur technischen Validierung notwendig.[95] Bei der Anmeldung zur Teilnahme an dem Projekt Antibiotika-Verbrauchs-Surveillance muss der Krankenhaus-Code, der Name des Krankenhauses, die Straße, die Postleitzahl, der Ort, das Land und die Bettenanzahl angegeben werden. Außerdem ist die Angabe der Versorgungsstufe und die Trägerschaft des Krankenhauses von Bedeutung.[96]

Tabelle 1: Beispiel für einen Datensatz (RKI: AVS. Surveillanceprotokoll, 2015, S. 7.)

KH_Code	Name	Straße	PLZ	Ort	Versorgungsstufe	Trägerschaft	Bettenzahl
XXXX	Musterklinik	Feldstr. 80	13086	Berlin	Regelversorgung	Privat	350

5.3   Methodik

Die Verbrauchsdaten sollen regelmäßig, mindestens aber einmal jährlich, analysiert werden. Der Antibiotikaverbrauch wird in einem weltweit standardisierten Klassifikationssystem der Weltgesundheitsorganisation, dem Anatomical Therapeutic Chemical (ATC)/Defined Daily Dose (DDD)-Klassifikationssystem, angegeben.[97] Der Verbrauch der entsprechenden Antibiotika wird in einer auf den deutschen Arzneimittelmarkt angepassten Fassung des aktuellen ATC/DDD-Index erfasst und klassifiziert. Diese Anpassung soll ei-

---

[94] Vgl. RKI: AVS. Surveillanceprotokoll, 2015, S. 3.
[95] Vgl. RKI: AVS. Surveillanceprotokoll, 2015, S. 6.
[96] Vgl. RKI: AVS. Surveillanceprotokoll, 2015, S. 7.
[97] Vgl. WHO: Introduction to Drug Utilization Research, 2003, S. 33.

nerseits eine höchstmögliche Kompatibilität zum internationalen standardisierten Klassifikationssystem der Weltgesundheitsorganisation bieten und andererseits die Besonderheiten der deutschen Versorgungssituation widerspiegeln.[98]

Als Zielgröße gilt die Antibiotika-Verbrauchsdichte, die sich durch die Anzahl der Tagesdosen (DDD) des entsprechenden Antibiotikums in Bezug auf 100 Patiententage beziehungsweise 100 Fälle zusammensetzt. Erfasst werden Antiinfektiva aus den von der WHO festgelegten ATC-Gruppen: systemische Antibiotika (J01), systemische Antimykotika (J04), Tuberkulose-Mittel (J04), systemische Antivirale Mittel (J05), intestinale Antibtiotika (A07AA) und sogenannte Nitroimidazol-Derivate (P01AB).[99]

---

[98] Vgl. WIdO: Amtlicher ATC-Code, o. J., www.wido.de.

[99] Vgl. RKI: Festlegung der Daten zu Art und Umfang des Antibiotikaverbrauchs, 2013, S. 998.

5.4 Datenmanagement

Die für die Antibiotika-Verbrauchs-Surveillance erforderlichen Daten werden zunächst im Krankenhaus über das Datenportal „webKess" eingegeben. Neben den Antibiotika-verbrauchsmengen werden die Belegungsdaten und die Krankenhausstrukturdaten eingespeist. Im nächsten Schritt werden diese Daten über die spezifischen Eingabemasken ins Datenportal der Charité eingeladen. Die Datenverarbeitung erfolgt schließlich im Robert Koch-Institut, in dem die sogenannten Antibiotikaverbrauchsdichten berechnet werden. Zwischen Krankenhaus, der Charité und dem Robert Koch-Institut erfolgt bei jedem Schritt eine technische Validierung und Rückmeldung.

Nach der Verarbeitung der Daten im Robert Koch-Institut dienen diese zur Generierung von Referenzdaten, die in Feedback-Reports aufbereitet werden, auf der Webseite der Charité elektronisch bereitgestellt und schließlich von den Krankenhäusern abgerufen werden können. Nicht nur den Krankenhäusern werden die Referenzdaten bereitgestellt, sondern auch der Öffentlichkeit auf der AVS-Webseite, die dazu auch eine interaktive Datenbank enthält.[100]

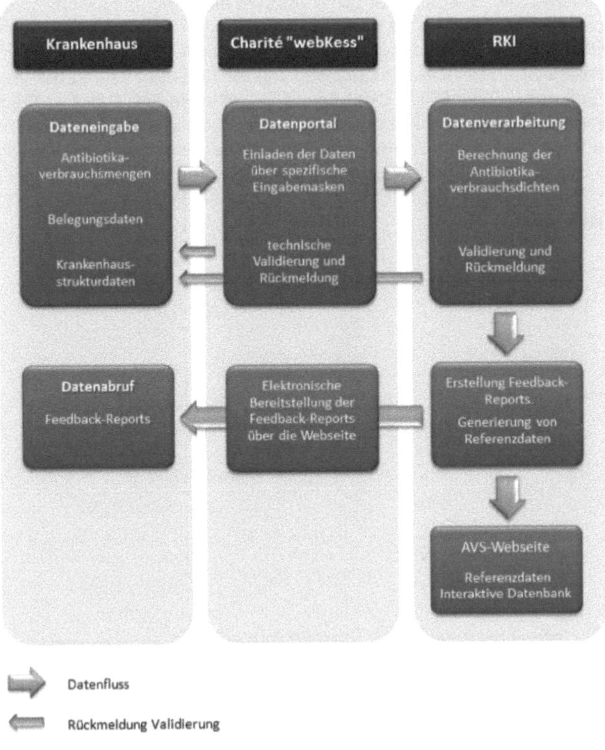

Abbildung 4: Schematische Darstellung des Datenflusses der Antibiotika-Verbrauchs-Surveillance (RKI: AVS. Surveillanceprotokoll, 2015, S. 5.)

---

[100] Vgl. RKI: AVS. Surveillanceprotokoll, 2015, S. 5.

5.5 Leistungen für die Krankenhäuser

Die Krankenhäuser profitieren von dem kostenfreien Projekt Antibiotika-Verbrauchs-Surveillance, da so die Verbrauchsmengen und -dichten der unterschiedlichen Organisationsebenen berechnet und anschließend die Ergebnisse der Analysen in Feedback-Reports bereitgestellt werden. Durch die kostenfrei zur Verfügung gestellten vertraulichen Daten können sich die Krankenhäuser mit Hilfe von Vergleichsreports mit anderen Krankenhäusern vergleichen, indem eine Gegenüberstellung der Verbrauchsdichten des einzelnen Krankenhauses mit denen von Referenzkrankenhäuser stattfindet.[101] Neben dem Standardreport, in dem aktuelle Daten mit den Vorwerten verglichen und so die zeitliche Entwicklung von Verbrauchsdichten beurteilt werden, gibt es auch noch eine Rangliste, in der die verschiedenen Substanzen in absteigender Sortierung hinsichtlich der Verbrauchsmengen aufgelistet werden.[102]

5.6 Bereitstellung der erstellten Daten

Maximal einen Tag nach Eingabe der Daten können die Berichte hinsichtlich des jeweiligen Antibiotikaverbrauchs über das passwortgeschützte Portal „webKess" eingesehen werden. Bei diesen Reports wird zwischen dem Rückmelde-Report und dem Feedback-Report unterschieden. Zur internen Qualitätskontrolle und zur Prüfung auf Vollständigkeit beziehungsweise Plausibilität dient der Rückmelde-Report. Der Feedback-Report hingegen dient der erweiterten Abfrage durch eine interaktive Auswahl bestimmter Parameter. So kann zum Beispiel die Verbrauchsdichte einzelner Fachbereiche beziehungsweise Stationen abgefragt werden. Ein Vergleich zu vorherigen Werten in einem bestimmten Zeitraum kann durch den sogenannten Antiinfektiva-Report (Standardreport) dargestellt werden.[103]

---

[101] Vgl. RKI: AVS. Surveillanceprotokoll, 2015, S. 6.

[102] Vgl. Schweickert, B.: Projekt-AVS, 2015, S. 21.

[103] Vgl. RKI: AVS. Surveillanceprotokoll, 2015, S. 18.

6   Resistenzentwicklung

In den vergangenen Jahrzehnten wurde in Europa eine wachsende Unempfindlichkeit vieler wichtiger Erreger gegen mehrere Antibiotika oder Antibiotika-Klassen dokumentiert. Die Entwicklung von Resistenzen ist zwar ein natürlicher Prozess, trotzdem besteht ein Zusammenhang zwischen der stetig steigenden Resistenzentwicklung und dem Verbrauch von Antibiotika. Es wird in diesem Kontext zwischen natürlichen Resistenzen, bei der die Bakterien von Natur aus nicht von einem bestimmten Antibiotikum angegriffen werden, und den erworbenen Resistenzen, die durch einen Selektionsdruck aufgrund falscher Behandlung den entstehen, unterschieden. Ein hoher Antibiotika-Verbrauch ist sogar die Hauptursache für die Resistenzentwicklung und Ausbreitung resistenter Erreger. Demnach hat ein zurückhaltender Einsatz von Antibiotika den Vorteil, dass auch die Häufigkeit der Resistenzen abnimmt.[104] Dieser lineare Zusammenhang ist nicht immer gegeben. Eine sogenannte Transmission oder eine Koselektion eines anderen Antibiotikums können weitere Faktoren bei der Entwicklung von Resistenzen sein.[105] Auch eine einmal aufgetretene Resistenz kann „nach Reduktion oder Weglassen des entsprechenden Antibiotikums nicht reversibel sein"[106].

Um die Resistenzentwicklung vor und nach der Einführung der Antibiotika-Verbrauchs-Surveillance beurteilen zu können, ist eine Betrachtung ausgewählter Bakterienstämme mit ausreichender Datenlage vor und nach dem Jahr 2014 sinnvoll. Aus diesem Grund wird der Zeitraum von 2008 bis 2015 näher untersucht. Dieser Zeitraum ist von Bedeutung, weil im Jahr 2014 – neben der im Jahr 2007 bereits eingeführten Antibiotika-Resistenz-Surveillance – zusätzlich die Antibiotika-Verbrauchs-Surveillance eingeführt wurde. Da von den jährlich im Mittelwert 500.000 nosokomialen Infektionen die meisten durch fünf bestimmte Erreger verursacht werden, werden Escherichia (E.) coli (ca. 90.000 Infektionen), Staphylococcus (S.) aureus (ca. 65.000 Infektionen), Entereococcus (E.) faecium (ca. 30.000 Infektionen), Pseudomonas (P.) aeruginosa (ca. 28.000 Infektionen) und Klebsiella (K.) pneumoniae (ca. 18.000 Infektionen) dahingehend genauer betrachtet.[107]

Als Grundlage der Auswertung dienen die Reports, die aus der Datenbank der Antibiotika-Resistenz-Surveillance generiert werden. Neben einem der fünf zuvor genannten Erreger wird in dieser interaktiven Datenbank zusätzlich noch der Zeitraum, die Region, die Materialgruppe, die Fachrichtung, der Stationstyp, der Versorgungsbereich und die Versorgungsstufe ausgewählt. Der Zeitraum wird in Jahren angegeben und der Versorgungsbereich beschränkt sich in dieser Arbeit auf die stationäre Versorgung, weil bei Einrichtungen für ambulantes Operieren spezielle Bedingungen vorherrschen. Betrachtet werden dabei alle Regionen, Materialgruppen, Fachrichtungen, Stationstypen und Versorgungsstufen.

Die Resistenzraten wurden zuvor in der Antibiotika-Resistenz-Surveillance berechnet, indem die Anzahl der resistenten Erreger in Verhältnis zur Anzahl der getesteten Erreger gesetzt wird. Die Angabe erfolgt auf der y-Achse in Prozent und auf der x-Achse in Jahren.

---

[104] Vgl. Allegranzi B. et al: Impact of antibiotic changes, 2002, S. 136.

[105] Vgl. Meyer, E. et al: SARI, 2004, S. 345.

[106] Meyer, E. et al: SARI, 2004, S. 345.

[107] Vgl. Gastmeier, P., Fätkenheuer, G..: Infektiologie: Dilemma, 2015, www.aerzteblatt.de.

6.1 Escherichia coli

Das nach dem deutschen Arzt Theodor Escherich benannte gramnegative Bakterium Escherichia coli gehört zur Familie der Enterobacteriaceae und ist in der Darmflora des Menschen vor allem als Produzent von Vitamin K bekannt.[108] Das sonst harmlose Bakterium kann innerhalb des Darms durch Giftstoffproduktion zu Durchfallerkrankungen und außerhalb des Darms zu Infekten der Harnwege führen.[109] Escherichia coli gehören zu den ESBL-bildenden Bakterien, die durch die Enzyme Betalactatamase die „Wirksamkeit verschiedener Antibiotika mindern oder sogar aufheben können"[110]. Eine Resistenzbildung dieser Stämme gegenüber Antibiotika ist somit möglich. Nach derzeitigem Forschungsstand werden ESBL-bildende Bakterien sowohl im ambulanten als auch im stationären Bereich der Gesundheitsversorgung übertragen. Der „Kontakt mit infizierten Tieren oder der Verzehr kontaminierter Lebensmittel kann [ebenfalls] zu einer Infektion führen"[111].

Der Verlauf der Resistenzentwicklung von Escherichia coli zwischen 2008 und 2015 ist in Abbildung 2 dargestellt. In jedem dieser Jahre wurde aus den Resistenzraten folgender 24 Antibiotika der arithmetische Mittelwert errechnet: Amoxicillin, Amoxicillin/Clavulansäure, Ampicillin, Ampicillin/Sulbactam, Piperacillin, Piperacillin/Tazobactam, Cefepim, Cefotaxim, Ceftazidim, Cefuroxim, Ertapenem, Imipenem, Meropenem, Ciprofloxacin, Levofloxacin, Amikacin, Gentamicin, Tobramycin, Doxycyclin, Tetracyclin, Co-Trimoxazol, Fosfomycin, Nitrofurantoin, Tigecyclin. Da Levofloxacin im Jahr 2012 von der Europäischen Arzneimittelagentur (EMA) als Reserveantibiotikum eingestuft und seine Indikation eingeschränkt wurde findet sich in der Antibiotika-Resistenz-Surveillance ab dem Jahr 2013 kein Wert mehr für dieses Antibiotikum. Auf die Berechnung des arithmetischen Mittelwertes wird seit 2013 verzichtet. Dies gilt ebenso für das Bakterium Klebsiella pneumoniae.

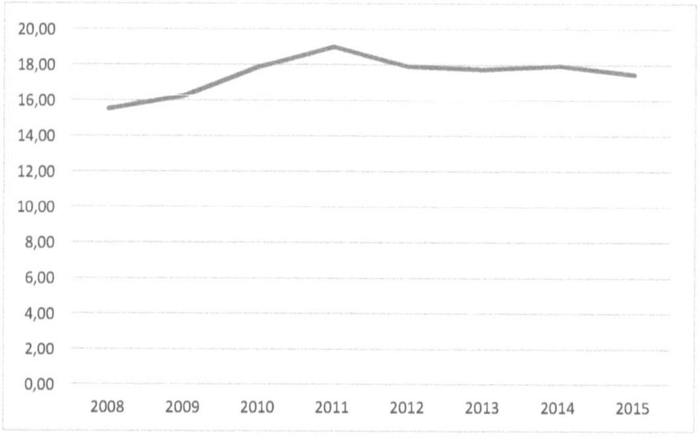

Abbildung 5: Resistenzentwicklung von E. coli, 2008 – 2015 (s. Anhang A1)

---

[108] Vgl. Schlegel, H. G.: Allgemeine Mikrobiologie, 2007, S. 137.

[109] Vgl. Hagan, E. C., Mobley, H. L.: Uropathogenetic Escherichia coli, 2007, S. 3941.

[110] Nationale Forschungsplattform für Zoonosen: ESBL, o. J., www.zoonosen.net.

[111] Vgl. Nationale Forschungsplattform für Zoonosen: ESBL, o. J., www.zoonosen.net.

Nachdem der durchschnittliche Anteil der resistenten E. coli in den Jahren 2008 bis 2011 um 3,47 Prozentpunkte auf 19 Prozent gestiegen ist, kam es zu einer Durchbrechung der bis dahin stetig steigenden Trendlinie der Escherichia-coli-Resistenzen und schließlich zu einem Rückgang von 1,56 Prozentpunkten auf durchschnittlich 17,44 Prozent im Jahr 2015. Auffällig ist der relativ starke Anstieg um 18,7 Prozent von 2008 auf 2011 und die darauffolgende Stabilisierung der Resistenzraten ab dem Jahr 2012 auf um die 18 Prozent.

6.2 Staphylococcus aureus

Das der Familie der Staphylokokken zugehörige grampositive Bakterium ist wie Escherichia coli ebenfalls harmlos, kann aber auch pathogen sein. Es ist fast überall in der Natur zu finden, kommt allerdings auch beim Menschen auf der Haut und Schleimhaut vor. Vor allem in ambulanten und stationären Einrichtungen kann es durch das Eindringen von Staphylococcus aureus in offene Wunden zu Infektionen kommen, die aufgrund der zahlreichen Antibiotikaresistenzen von S. aureus nur mühsam zu bekämpfen sind. Methicillin war das erste Antibiotikum, gegen das S. aureus resistent war. Aus diesem Grund werden diese Bakterien auch Methicillin-resistenter Staphylococcus aureus (MRSA) genannt. Heutzutage versteht man unter der Abkürzung MRSA eher multi-resistenter Staphylococcus aureus, da das Bakterium mittlerweile gegen weitere zahlreiche Antibiotika resistent ist.

Der Verlauf der Resistenzentwicklung von Staphylococcus aureus zwischen 2008 und 2015 ist in Abbildung 3 zu erkennen. In jedem dieser Jahre wurde aus den Resistenzraten folgender 15 Antibiotika der arithmetische Mittelwert errechnet: Ciproloxacin, Clindamycin, Doxycyclin, Erythromycin, Fosformycin, Fusidinsäure, Gentamicin, Levofloxacin, Moxifloxacin, Oxacillin, Penicillin, Rifampicin, Co-Trimoxazol, Tetracylin, Teicoplanin.

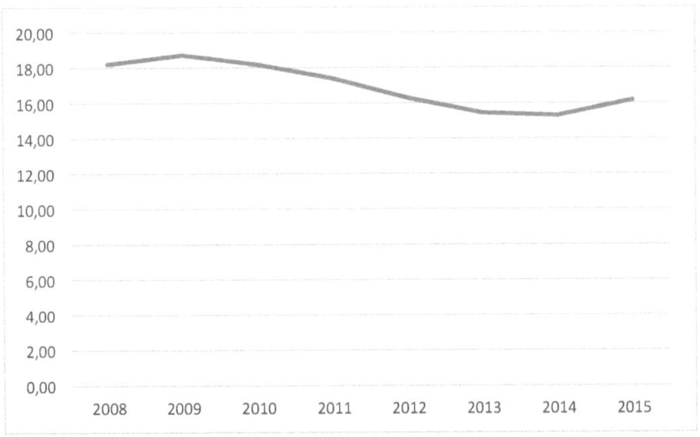

Abbildung 6: Resistenzentwicklung von S. aureus, 2008 – 2015 (s. Anhang A2)

Im Jahr 2008 waren durchschnittlich 18,22 Prozent der Staphylococcus aureus resistent gegen Antibiotika. Im Jahr 2012 waren nur noch durchschnittlich 16,3 Prozent resistent, bevor im Jahr 2014 der Tiefpunkt der Resistenzrate mit durchschnittlich 15,29 Prozent erreicht wurde. Im Jahr 2015 stieg der Wert wieder auf durchschnittlich 16,17 Prozent. Auffallend ist der Abfall der Resistenzraten von 2009 bis 2014, der 18,4 Prozent betrug.

6.3 Enterococcus faecium

Das zur Familie der Enterococcaceae gehörende grampositive Enterococcus faecium ist ein natürlicher Bestandteil der menschlichen Darmflora. Pathogene E. faecium können nosokomiale Infektionen hervorrufen. Besonders der Vancomycin resistente Enterococcus faecium (VRE) ist sehr schwer behandelbar.[112]

Eine Besonderheit liegt bei der folgenden Auswertung der Daten der ARS vor: Die Resistenzraten zeigen nur die Ergebnisse für Isolate, die aus Blutkulturen gewonnen wurden. Generell werden Enterokokken nicht bis auf die Speziesebene differenziert, sodass bei einer Resistenz gegenüber Vancomycin Enterococcus faecium als Spezies bestimmt wird. Dadurch kommt es insgesamt zu einer Verzerrung der VRE-Rate.[113]

In Abbildung 4 ist der Verlauf der Resistenzentwicklung von Enterococcus faecium zwischen 2008 und 2015 dargestellt. In jedem dieser Jahre wurde aus den Resistenzraten folgender sieben Antibiotika der arithmetische Mittelwert errechnet: Ampicillin, Levofloxacin, Moxifloxacin, Gentamicin 500 (high level), Streptomycin 1000 (high level), Teicoplanin, Vancomycin.

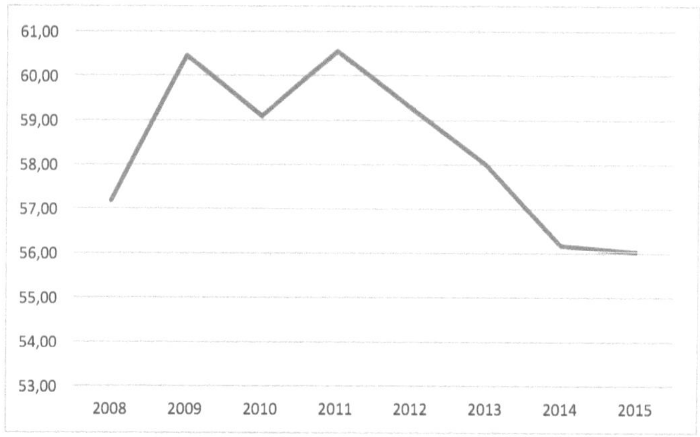

Abbildung 7: Resistenzentwicklung von E. faecium, 2008 – 2015 (s. Anhang A3)

Innerhalb eines Jahres stieg die Resistenzrate um 3,27 Prozentpunkte auf durchschnittlich 60,46 Prozent im Jahr 2009. Nach einem kurzen Abfall im darauffolgendem Jahr auf durchschnittlich 59,09 Prozent, stieg dieser Wert im Jahr 2011 wieder auf durchschnittlich 60,56 Prozent an. Bis zum Jahr 2014 sank der Durchschnittswert streng monoton bevor er sich im Jahr 2015 auf 56,03 Prozent manifestierte. Besonders auffällig ist der Abfall der Resistenzraten zwischen 2011 und 2014 beziehungsweise 2015. Dieser betrug 7,2 Prozent beziehungsweise 7,5 Prozent.

---

[112] Vgl. Holtmann, H.: Basics medizinische Mikrobiologie, 2008, S. 34.

[113] Vgl. RKI: Reports, o. J., www.ars.rki.de.

6.4 Pseudomonas aeruginosa

Pseudomonas aeruginosa gehört zur Familie der Pseudomonadaceae und ist ein gram-
negatives Bakterium, welches hauptsächlich in feuchten Milieus zu finden ist. Der Erreger gehört mit circa 10 Prozent zu den häufigsten nosokomialen Infektionen in Deutschland.[114] Aufgrund seiner Struktur ist P. aeruginosa gegen mehrere Antibiotika resistent
und löst ein breites Spektrum an Krankheiten aus, unter anderem Harnwegsinfekte und
Meningitits.[115]

Abbildung 4 veranschaulicht die Resistenzentwicklung von Pseudomonas aeruginosa
von 2008 bis 2015. In jedem dieser Jahre wurde aus den Resistenzraten folgender 13
Antibiotika der arithmetische Mittelwert berechnet: Piperacillin, Piperacillin/Tazobactam,
Cefepim, Ceftazidim, Imipenem, Meropenem, Aztreonam, Ciprofloxacin, Levofloxacin,
Amikacin, Gentamicin, Tobramycin, Colistin.

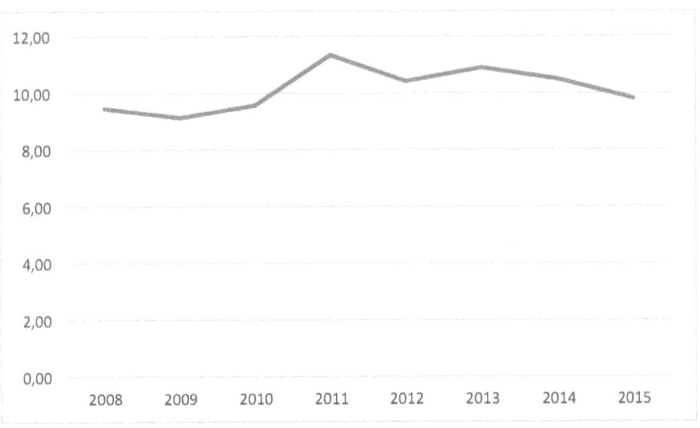

Abbildung 8: Resistenzentwicklung von P. aeruginosa, 2008 – 2015 (s. Anhang A4)

Nach einem minimalen Rückgang der Resistenzrate um 0,33 Prozentpunkte von 2008
bis 2009 auf durchschnittlich 9,12 Prozent, erreichte der Durchschnittswert seinen Höhepunkt im Jahr 2011 mit 11,35 Prozent. Nach einem erneuten kurzen Abfall und einem
wiederholten Aufschwung des Wertes (2012: 10,42 Prozent, 2013: 10,89 Prozent) sank
die durchschnittliche Resistenzrate schließlich auf 9,81 Prozent im Jahr 2015. Dabei ist
auffallend, dass die Resistenzraten zwischen 2009 und 2011 um 19,6 Prozent anstiegen
und zwischen 2011 und 2015 ein Unterschied von 13,6 Prozent zu verzeichnen ist.

6.5 Klebsiella pneumoniae

Wie auch Escherichia coli gehört Klebsiella pneumoniae zur Familie der Enterobacteriaceae und ist ebenfalls gramnegativ. In der Darmflora des Menschen ist sie harmlos,
kann jedoch in anderen Körperregionen pathogen wirken. Vor allem bei Menschen mit
geschwächtem Immunsystem kann der Erreger unter anderem Pneumonien, Meningitis
und Harnwegsinfekte auslösen. Eine Therapie von bakteriellen Infektionen, die durch

---

[114] Vgl. Boucher, H. W. et al: An Update from IDSA, 2009, S. 1.
[115] Kozlova, E. V. et al: Antibiotic resistance in clinical strains, 1989, S. 24.

Klebsiella pnuemoniae verursacht werden, ist als problematisch anzusehen, da das Bakterium beispielsweise eine natürliche Resistenz gegenüber Ampicillin aufweist.

Der Verlauf der Resistenzentwicklung von Klebsiella pneumoniae zwischen 2008 und 2015 ist in Abbildung 6 zu erkennen. In jedem dieser Jahre wurde aus den Resistenzraten folgender 21 Antibiotika der arithmetische Mittelwert errechnet: Ampicillin/Clavulansäure, Ampicillin/Sulbactam, Piperacillin, Piperacillin/Tazobactam, Cefepim, Cefotaxim, Ceftazidim, Cefuroxim, Ertapenem, Imipenem, Meropenem, Ciprofloxacin, Levofloxacin, Amikacin, Gentamicin, Tobramycin, Doxycyclin, Tetracyclin, Co-Trimoxazol, Fosfomycin, Tigecyclin.

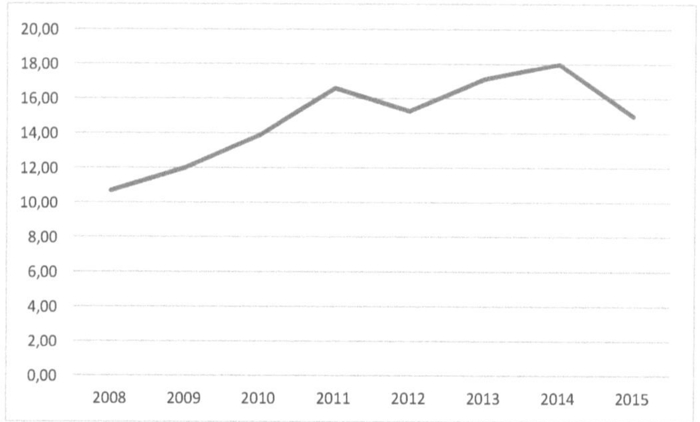

Abbildung 9: Resistenzentwicklung von K. pneumoniae, 2008 – 2015 (s. Anhang A5)

Von 2008 bis 2011 stieg die durchschnittliche Resistenzrate kontinuierlich an und kam im Jahr 2011 zunächst auf ihren Höhepunkt mit 16,6 Prozent. Nach einer Abnahme im Folgejahr um 1,32 Prozentpunkte stieg der Wert wieder, um im Jahr 2014 seinen absoluten Höhepunkt mit durchschnittlich 17,96 Prozent zu erreichen. Im Jahr 2015 betrug die durchschnittliche Resistenzrate schließlich 14,96 Prozent. Auffällig ist bei der Betrachtung der Resistenzraten der Anstieg zwischen 2008 und 2014, der 40,5 Prozent betrug.

7 Diskussion

Bei der Betrachtung der Resistenzraten von Escherichia coli und Klebsiella pneumoniae ist zu bemerken, dass der allgemeine Trend ab dem Jahr 2013 verzerrt wird, da die Europäische Arzneimittelagentur im Jahr 2012 Levofloxacin als Reserveantibiotikum eingestuft hat und es ab diesem Zeitpunkt in der Therapie von Escherichia coli beziehungsweise Klebsiella pneumoniae keine Verwendung mehr fand. Besonders auffallend bei einem Vergleich der Resistenzraten ist, dass bei Escherichia coli, Staphylococcus aureus, Enterococcus faecium und Klebsiella pneumoniae ein Anstieg der Resistenzraten von 2008 auf 2009 zu verzeichnen sind. Bei den Bakterien Escherichia coli und Klebsiella pneumoniae hält dieser Trend sogar noch bis zum Jahr 2011 an. Tendenziell ist die Trendlinie bei Escherichia coli, Staphylococcus aureus, Enterococcus faecium und Pseudomonas aeruginosa seit dem Jahr 2011 rückläufig. Für diesen Rückgang der durchschnittlichen Resistenzraten tragen vor allem eine bessere Prävention in Form der Verbesserung von Hygienemaßnahmen bei. Wenn diese Behauptung wahrheitsgemäß wäre, dann müssten allerdings gleichzeitig auch die durchschnittlichen Resistenzraten von Klebsiella pneumoniae rückläufig sein. Da dies nicht eintritt, können verbesserte Hygienemaßnahmen also nicht die Ursache für den rückläufigen Trend sein. Zudem können Hygienemaßnahmen in keinem Fall die Entwicklung von Resistenzen verhindern, sondern nur die Ausbreitung verringern. Wenngleich zwischen dem Antibiotikaverbrauch und der Entwicklung von Antibiotikaresistenzen ein kausaler Zusammenhang besteht, so ist dieser anhand der Analyse der Resistenzraten zwischen 2008 und 2015 nicht eindeutig nachzuweisen. Demnach sind auch die Auswirkungen der Einführung der Antibiotika-Verbrauchs-Surveillance auf die Entwicklung von Resistenzen nicht eindeutig zu identifizieren.

Hinsichtlich der Methodik ist bei der Betrachtung der Resistenzraten auf Grundlage der ARS-Datenbank zu bemerken, dass die Angabe der Ergebnisse in Prozent zu teilweise inhaltlichen Unterschieden führt. Bei einer Analyse der Isolationen einer bestimmten Bakterienspezies werden die Mehrfachisolate eliminiert. Somit ist jeder Fall für sich zu betrachten. Die Resistenzraten können allerdings genauso als Inzidenzdichte angegeben werden, also in der Dichte der Resistenzhäufigkeiten. Gleichzeitig ist zudem auch eine Betrachtung als Fallzahl pro Isolat denkbar. Grundsätzlich ist die Angabe des prozentualen Anteils von resistenten bakteriellen Erregern als einzige Einheit für Resistenzraten zu überdenken, da es bei der Routinediagnostik in den Laboren zu Bias kommen kann und diese das Abbild der tatsächlichen Situation verzerren.

Analog dazu kann auch die Angabe des Antibiotikaverbrauchs in Tonnen zu Verzerrungen führen. Aufgrund der Dosierung von Antibiotika im Verhältnis zum Körpergewicht gibt es große Unterschiede zwischen den Dosierungen der einzelnen Antibiotika. Beispielsweise erfolgt bei Tetracyclinen eine wesentlich höhere Dosierung je Kilogramm Körpergewicht als bei Chinolinen. Aus diesem Grund ist die Relation der Verbrauchsmenge mit der Körpermasse von Tieren und die daraus resultierende Einheit Population Correction Units passender und daher in der Wissenschaft einheitlich zu verwenden.

Oberflächlich betrachtet erscheint eine Mengenreduktion des Antibiotikaeinsatzes als wünschenswert. Die alleinige Verknüpfung der Abgabemengen mit der Resistenzentwicklung und -ausbreitung bei Bakterien ist jedoch nicht sachgerecht, weil deren Mechanismen deutlich komplexer sind und sich nicht allein auf abgegebene beziehungsweise verwendete Antibiotikamengen reduzieren lassen.

Da bakterielle Erreger, Krankheiten und Resistenzen nicht vor geographischen Grenzen zurückschrecken, ist eine isolierte Betrachtung eines bestimmten Landes hinsichtlich dieser Aspekte nicht zielführend. Nur mittels einer internationalen und nationalen Zusammenarbeit zwischen Gesellschaft, Politik, Pharmaindustrie und Forschung lässt sich die Problematik lösen.

Grundsätzlich reicht ein nationaler Ansatz nicht für eine umfassende und globale Bekämpfung der Resistenzen aus. Wenn Nachbarländer Deutschlands, wie z. B. Frankreich, zu den Staaten in der Europäischen Union gehören, die die höchste Menge an Antibiotika pro DDD pro 1.000 Personen pro Tag verbrauchen, dann sind deutsche Maßnahmen nicht so effektiv, wenn nicht auch Nachbarländer beziehungsweise die gesamte Europäische Union adäquate Maßnahmen gegen Antibiotikaresistenzen ein- und durchführt. Eine internationale Zusammenarbeit ist auch nur dann sinnvoll, wenn diese in allen Bereichen, in denen Antibiotika zum Einsatz kommt, umgesetzt wird. So ist es notwendig, nicht nur in der Humanmedizin eine Überwachung durchzuführen, sondern auch in der Veterinärmedizin und in der Tierhaltung. Um Maßnahmen und finanzielle Mittel priorisieren zu können, muss zunächst eine nationale Bewertung der Situation bezüglich Antibiotikaresistenzen durchgeführt werden. Mit einer Prioritätenliste für die Forschung und Entwicklung neuer Antibiotika wurde bereits eine Bewertung durch die Weltgesundheitsorganisation vorgenommen und damit die notwendige Aufmerksamkeit in Politik und Gesellschaft auf internationaler Ebene erreicht. In den USA wurde im Jahr 2013 beispielsweise ein Bericht veröffentlicht, der ebenfalls eine Prioritätenliste für die nationale Ebene beinhaltet.[116] Dies könnte für die Bewertung der Resistenzsituation auf nationaler Ebene für Deutschland als Vorbild dienen.

Wegen des zu hohen und unsachgemäßen Verbrauchs von Antibiotika in Human- und Veterinärmedizin kommt es seit den 1970er Jahren zu einem klassischen Marktversagen in der Antibiotikaforschung. Aufgrund der fehlenden ökonomischen Anreize für die pharmazeutische Industrie mit daraus resultierendem Rückgang hinsichtlich der Forschung und Entwicklung neuer Antibiotika auf der einen Seite und des Anstiegs von bakteriellen Infektionskrankheiten durch resistente Erreger auf der anderen Seite, kommt es zu einer großen Diskrepanz, die zu einer sogenannten postantibiotischen Ära führen könnte. Damit ist eine Hilflosigkeit bei der Therapie von bakteriellen Infektionskrankheiten gemeint, weil die zu behandelnden bakteriellen Erreger resistent gegen die eingesetzten Antibiotika sind. In der Literatur sind zum Begriff dieser postantibiotischen Ära unterschiedliche Definitionen zu finden. Es herrscht Uneinigkeit, ob unter diesem Begriff eine Panresistenz bakterieller Erreger zu verstehen ist oder nicht. Unter Panresistenz versteht man die Resistenz aller Erreger. Bei der Definition des Begriffs als eingeschränkte Option in der Therapie sind wir bereits heute angekommen und stehen somit auf der Schwelle zur erfolglosen Therapie bakterieller Infektionskrankheiten.

Das Engagement der Weltgesundheitsorganisation und das der Weltgesundheitsversammlung, mittels eines Globalen Aktionsplans die Entwicklung von Antibiotikaresistenzen einzudämmen, ist als wichtig zu erachten. Vor allem die rechtliche Bindung dieses Plans für alle Mitgliedstaaten ist sinnvoll und richtig. Dass dieser Aktionsplan erst im Jahr 2015 verabschiedet wurde, ist als großer Hauptkritikpunkt zu sehen. Angesichts der Dimension, die die Resistenzproblematik mittlerweile angenommen hat, ist dieser Aktionsplan viel zu spät verabschiedet worden. Schon im Jahr 1947, als sich erste Resistenzen gegen Antibiotika abzeichneten und spätestens in den 1970er Jahren, als der Antibiotikamarkt begann zu versagen, hätte man schnell handeln und geeignete Maßnahmen ergreifen sollen. Ein halbes Jahrhundert später sind somit kaum noch Gestaltungsmöglichkeiten realisierbar und es lässt sich nur bestenfalls Schadensbegrenzung betreiben. Auch das Niveau der fünf Ziele des Globalen Aktionsplans der Weltgesundheitsorganisation ist viel zu niedrig. Bereits der erste Punkt, dass überhaupt erst einmal ein Bewusstsein für Antibiotikaresistenzen geschaffen werden soll, ist angesichts des ständigen Kontakts mit Antibiotika in allen Lebensbereichen nicht nachvollziehbar. Erschreckend ist in diesem Zusammenhang, dass lediglich 84 Prozent der EU-Bürger die Fähigkeit von Antibiotika zur Resistenzentwicklung bewusst ist. Dass Antibiotika keine Vi-

---

[116] Vgl. CDC: Health, United States, 2014, S. 4.

ren töten und nicht gegen Erkältungen und Grippe effektiv sind, wissen nur 40 beziehungsweise 52 Prozent der EU-Bürger, was das enorme Wissensdefizit verdeutlicht. Gestützt wird dies dadurch, dass Antibiotikaverordnungen jahreszeitliche Spitzen erreichen. Besonders in den Wintermonaten ist ein signifikanter Anstieg der Virusinfektionen zu verzeichnen – in derselben Jahreszeit bleibt die Anzahl der bakteriellen Infektionen jedoch konstant.[117] Sinnvoll wäre daher, bereits im Schulalter ein Bewusstsein für Antibiotika und deren Gefahren zu schaffen, damit nachfolgende Generationen besser informiert sind, um entsprechend handeln zu können. Dies ist von besonderer Bedeutung, da überwiegend Kinder unter 15 Jahren am häufigsten Antibiotika einnehmen.[118]

Die Deutsche Antibiotika-Resistenzstrategie der Bundesregierung zeigt auch in ihrer im Jahr 2015 aktualisierten Form keinen festen Zeitplan zur Umsetzung auf. Zudem wird in der gesamten Deutschen Antibiotika-Resistenzstrategie nicht erklärt, wie und durch welche Mittel die darin genannten Maßnahmen überhaupt finanziert werden sollen. Eine Kontrolle und eine sich anschließende Evaluation der einzelnen Maßnahmen durch eine wissenschaftliche Institution ist in dieser Strategie ebenfalls nicht vorgesehen. Des Weiteren werden nur einzelne, kleinere Maßnahmen zur Bekämpfung resistenter Erreger vorgestellt, statt einer breiten Strategie, die beispielsweise andere Gesundheitseinrichtungen umfasst, wie zum Beispiel Pflegeeinrichtungen, Rettungsdienste und Apotheken. Ein quantitatives Reduktionsziel ist in der Deutschen Antibiotika-Resistenzstrategie in Human- und Veterinärmedizin nicht vorgesehen, weil dies nicht sachgerecht wäre. Aus diesem Grund konzentriert sich die Strategie viel mehr auf die Qualität der verordneten Antibiotika, um einen sachgerechteren Antibiotikaeinsatz zu fördern. Hierzulande werden häufig Breitspektrum-Antibiotika eingesetzt. In Zukunft könnte also der Antibiotika-Gesamtverbrauch ansteigen, sofern dann häufiger sachgerechtere Basis-Antibiotika und eine geringere Anzahl an Breitspektrum-Antibiotika zum Einsatz kommen. Aufgrund der Preiselastizität von Breitspektrum-Antibiotika und Antibiotika generell sind Überlegungen hinsichtlich der Preisgestaltung erstrebenswert. Dies könnte zum Beispiel durch Mindestpreise, Höchstpreise, eine Preisbindung, eine Steuer und durch ein Verbot von Rabattverträgen ausgestaltet werden.

Auch das Vorhaben, die Aus-, Weiter- und Fortbildung des Personals hinsichtlich der Hygiene und Diagnostik weiter voranzutreiben ist ein positiver Punkt, der teilweise schon durch die Verabschiedung des Pflegeberufereformgesetzes am 22. Juni 2017 eingeleitet wurde. Indem in den Ausbildungsinhalten ein besonderer Schwerpunkt auf die Hygiene und Diagnostik gelegt wird, wurde in der Ausbildung des Pflegepersonals ein wichtiger Schritt gegangen.

Der vom Bundesministerium für Gesundheit vorgestellte 10-Punkte-Plan zur Bekämpfung resistenter Erreger ist ein weiterer wichtiger Baustein für die Eindämmung der Resistenzentwicklung. Es ist zu begrüßen, dass die Empfehlungen der Kommission für Krankenhaushygiene und Infektionsprävention in Krankenhäusern konsequenter umgesetzt werden sollen. Kritisch ist dabei jedoch zu betrachten, dass die Vorgaben dieser Kommission für Krankenhaushygiene und Infektionsprävention lediglich Empfehlungen sind und sie für die entsprechenden Einrichtungen keinen rechtlich bindenden Charakter haben. Die geplante Einführung eines verbindlichen Screenings auf multiresistente gramnegative Erreger, die gegen alle vier Antibiotikaklassen resistent sind (4MRGN), ist ein wichtiger Schritt. Diese verbindlichen Screenings gehen jedoch nicht weit genug. Eine Ausweitung der verbindlichen Screenings auf multiresistente gramnegative Erreger, die gegen drei Antibiotikaklassen resistent sind (3MRGN), wäre daher sehr zu befürworten, da bei diesen Erregern nur noch ein Antibiotikum wirkt und so noch Handlungsmöglichkeiten bestehen, die bei 4MRGN nicht mehr gegeben sind. Die Einführung eines Screenings aller Patienten auf andere bakterielle Erreger als 3MRGN oder

---

[117] Vgl. Holstiege, J. et al: Systemic antibiotic prescribing, 2014, S. 174.

[118] Vgl. Meyer, E.: Antibiotikaeinsatz und Resistenzentwicklung in Deutschland, 2015, S. 8.

4MRGN ist nicht zu empfehlen, da dies einen unverhältnismäßig hohen Ressourcenverbrauch mit sich tragen würde.

Als äußerst positiv in diesem 10-Punkte-Plan ist die geplante Berücksichtigung der Einhaltung der Hygienemaßnahmen bei der Landeskrankenhausplanung. Dies setzt die Krankenhäuser hinsichtlich ihrer Qualitätsstandards unter Druck und sorgt somit für einen wirksamen Mechanismus, um die Qualität in Krankenhäusern weiter steigern beziehungsweise sichern zu können. Auch die Einführung verpflichtender Qualitätsberichte von Krankenhäusern für Patienten sorgt für eine gesunde Konkurrenz zwischen den Krankenhäusern, steigert so die Transparenz und die Qualität. Die Verschärfung der Meldepflichten an die Gesundheitsämter ist ebenfalls zu begrüßen, weil dadurch die Reaktionsgeschwindigkeit auf Infektionskrankheiten verbessert wird und somit schneller geeignete Maßnahmen ergriffen werden können. Grundsätzlich sind alle Punkte des 10-Punkte-Plans als positiv zu bewerten. Der Hauptkritikpunkt liegt jedoch auf dem fehlenden Zeitplan beziehungsweise Zeitrahmen und in den vagen und ungenauen Formulierungen. Dieser Plan zeigt eben nur die geplanten Vorhaben, die im Jahr 2017 nur teilweise erreicht wurden. Ein fester Zeitrahmen mit konkreten Lösungsvorschlägen wären wünschenswert gewesen, um eine zügige und effektive Umsetzung des Plans sicherstellen zu können.

Im Sinne des One-Health-Ansatzes ist die alleinige Betrachtung der Humanmedizin nicht ausreichend. Um diesen Ansatz nachhaltig verfolgen und Antibiotikaresistenzen konsequent und effektiv bekämpfen zu können, müssen auch wirksame Maßnahmen in der Veterinärmedizin und in der Tierhaltung ergriffen werden. Dazu gehört beispielsweise der Ausbau von Überwachungssystemen hinsichtlich der Antibiotika-Abgabe und der Antibiotikaresistenzentwicklung in der Veterinärmedizin. In der Tierhaltung sind zudem einheitliche Maßgaben bezüglich der Hygiene- und der Haltungsstandards notwendig. Auch eine Anwendungsbeschränkung von Wirkstoffgruppen in der Veterinärmedizin, die für den Menschen von besonderer Bedeutung sind, sorgt für die Vermeidung von Resistenzentwicklungen. Sowohl in der Human- als auch in der Veterinärmedizin sollte eine Umwidmung besonders wichtiger Antibiotika nur eine Ausnahme darstellen. Grundsätzlich sollten auch in der Veterinärmedizin ökonomische Fehlanreize beseitigt werden. Das Dispensierrecht von Tierärzten sorgt zwar für eine kompetente und schnelle Versorgung kranker Tiere, jedoch steht dem der ökonomische Anreiz des Tierarztes gegenüber, Arzneimittel zu verkaufen. Die Abschaffung des Dispensierrechts für Tierärzte würde daher nicht nur zu mehr Transparenz in der Preisgestaltung der Tierarzneimittel – besonders der Antibiotika – führen, sondern auch die Abgabe von Antibiotika stärker regulieren und kontrollieren. Eine tierärztliche Betreuung in der Massentierhaltung würde zudem für eine Verbesserung der Gesundheitsversorgung von Nutztieren sorgen und damit in der Konsequenz eine bessere Gesundheit des Endverbrauchers, also des Menschen, sorgen.

Zwar sind mit dem Inkrafttreten des Infektionsschutzgesetzes (2001), dem Gesetz zur Änderung des Infektionsschutzgesetzes und anderer Gesetze (2011) und der Deutschen Antibiotika Resistenzstrategie (2016) wichtige Schritte zur Eindämmung der Antibiotikaresistenzen gegangen worden, jedoch wurden diese Ansätze bisher nur unzureichend umgesetzt. Besonders auf der Ebene des Fachbereichs beziehungsweise des Stationstyps des Krankenhauses ist die Erfassung und Bewertung des Antibiotikaverbrauchs notwendig.

Da stationär pro Patient häufiger Antibiotika eingesetzt werden und es so zu einem – im Vergleich zum ambulanten Sektor – höheren Selektionsdruck der resistenten Erreger kommt, ist der Fokus aufgrund der Dringlichkeit zunächst eindeutig auf den stationären Bereich zu richten. Neben Krankenhäusern sollten zudem auch Pflegeheime und andere stationäre Einrichtungen in die Surveillance aufgenommen werden. Bisher ist die Antibiotika-Verbrauchs-Surveillance nur im stationären Bereich vorhanden. Eine grundsätzliche Verbauchs-Surveillance – sowohl ambulant als auch stationär – würde nicht nur zu weniger Personalausfall und weniger Isolationen infizierter Patienten führen, sondern letztendlich auch die volkswirtschaftlichen beziehungsweise gesundheitswirtschaftlichen Kosten senken. Es ist daher notwendig, auch im ambulanten Bereich zu reagieren und beispielsweise die hohe Anzahl der Fehlverordnungen zu reduzieren. Dazu kann zum einen eine bessere Aufklärung beziehungsweise eine verpflichtende Aus- und Fortbildung der verordnenden Ärzte zu dieser Problematik beitragen – zum anderen ist die Einführung einer Überwachung hinsichtlich des Antibiotikaverbrauchs im ambulanten Bereich sinnvoll. Durch die Schaffung solcher Strukturen können niedergelassene Ärzte ähnlich wie das Krankenhauspersonal Feedback hinsichtlich ihres Verordnungsverhaltens von Antibiotika erhalten.

Die Einführung der Antibiotika-Verbrauchs-Surveillance im Jahr 2014 fand deutlich zu spät statt, sodass zwischen der Einführung der Antibiotika-Resistenz-Surveillance im Jahr 2007 und der der Antibiotika-Verbrauchs-Surveillance sieben Jahre vergangen sind. Bei gleichzeitiger Einführung wären von Anfang an die potentiellen Auswirkungen des Verbrauchs von Antibiotika auf die Resistenzentwicklung sichtbar und messbar gewesen. Bei der Antibiotika-Verbrauchs-Surveillance wird deutlich, dass eine Teilnahme von nur etwa 15 Prozent der deutschen Krankenhäuser als keine verlässliche Basis für repräsentative Referenzdaten zu sehen ist. Positiv ist hingegen, dass mit dem Robert Koch-Institut und der Charité bereits vorhandene Infrastrukturen und vorhandenes Fachwissen sinnvoll genutzt werden.

Ein großer Kritikpunkt an diesen Systemen ist, dass die Teilnahme daran nur auf freiwilliger Basis erfolgt. Nur eine verpflichtende Teilnahme würde den Normen des Infektionsschutzgesetzes gerecht werden und somit für eine – zumindest im stationären Sektor – umfassende Überwachung des Antibiotika-Verbrauchs und der Antibiotika-Resistenzentwicklung sorgen. Die drei zurzeit bestehenden relevanten Surveillance-Systeme (KISS, ARS, AVS) sollten schnellstmöglich zusammengeführt werden, damit eine größere Datenbasis vorliegt, um daraus repräsentativere Rückschlüsse ziehen zu können. Die Vielzahl an Surveillance-Systemen mit teilweise unterschiedlichen ausführenden Institutionen mit unterschiedlicher Finanzierungsgrundlage ist als ineffizient zu sehen. Eine Bündelung aller Ressourcen der verschiedenen Institutionen und der Surveillance-Systeme würde zu einer effizienteren und effektiveren Überwachung des Antibiotikaverbrauchs und der Resistenzentwicklung führen und diese Parameter auch generell in den Kontext nosokomialer Infektionen setzen. Eine Verknüpfung der Surveillance-Systeme aus Human- und Veterinärmedizin wäre ein weiterer wichtiger Schritt, um die Effizienz und die Informationsgrundlage nachhaltig zu verbessern. Daher ist eine schnellere Zusammenführung der einzelnen Systeme aus beiden Bereichen zu begrüßen.

Da der Leiter des jeweiligen Krankenhauses für die Einhaltung des Infektionsschutzgesetzes verantwortlich ist, wäre es bei einer verpflichtenden Teilnahme an den Systemen konsequent, auch Sanktionen gegen solche Krankenhäuser aussprechen zu dürfen, die sich nicht an die gesetzlichen Vorgaben halten und beispielsweise eine bestimmte Menge hinsichtlich des Antibiotikaeinsatzes überschreiten. Da die Daten aus diesen drei Surveillance-Systemen im Robert Koch-Institut als zuständige Bundesoberbehörde zusammenlaufen, könnte die Prüfung der eingesetzten Antibiotikamengen und die Sanktionierung bei Nicht-Einhaltung auch dieser Behörde obliegen.

Mit der Antibiotika-Verbrauchs-Surveillance werden zwar die gesetzlichen Normen des Infektionsschutzgesetztes erfüllt, jedoch ist der Inhalt des § 23 Abs. 4 Satz 2 als nicht umfassend genug einzuordnen. Die alleinige Aufzeichnung der Daten und die anschließende Bewertung der lokalen Resistenzsituation mit Schlussfolgerungen für das Personal ist keineswegs ausreichend. Dass das Personal lediglich informiert wird und eine in der Gesetzesnorm genannte Anpassung umsetzen soll, geht sowohl in ihrer sprachlichen als auch in ihrer inhaltlichen Dimension nicht weit genug. Es wird dabei weder ein zu nutzendes bewährtes und wissenschaftlich fundiertes Surveillance-System genannt, noch wird eine verpflichtende Weitergabe und Veröffentlichung der Daten erwähnt.

Die genaue Nennung der Antibiotika-Resistenz-Surveillance und der Antibiotika-Verbrauchs-Surveillance im Infektionsschutzgesetz als an sich funktionierende Maßnahmen gegen die Entwicklung von Resistenzen wäre die Prämisse für eine grundlegende Änderung der Surveillance-Politik der ambulanten und stationären Einrichtungen. Des Weiteren muss die Aufzeichnung der Daten zum Antibiotikaverbrauch im gesamten Bundesgebiet nach einheitlichen Standards und Qualitätsvorgaben durchgeführt werden. Die Bewertung dieser Daten muss durch eine unabhängige, wissenschaftliche Institution, wie dem Robert Koch-Institut oder dem Nationalen Referenzzentrum für Surveillance für nosokomiale Infektionen, erfolgen. Schlussfolgerungen anhand dieser Daten sind ebenfalls von einer offiziellen Institution an die einzelnen Krankenhäuser weiterzuleiten. Das Personal sollte darüber hinaus nicht nur informiert, sondern auch anhand der lokalen Resistenzsituation zusätzlich spezifisch fort- und weitergebildet werden. Bei Nichtumsetzung der Vorgaben dieser offiziellen Institution wäre eine Sanktionierung des Krankenhauses in angemessener Form sinnvoll und zielführend.

Die per Gesetz verpflichtende Etablierung von Antibiotic-Stewardship-Programmen im ambulanten und stationären Sektor wäre eine weitere Maßnahme, um negative Entwicklungen hinsichtlich der Resistenzen, des Verbrauchs und damit einhergehende betriebs- und volkswirtschaftlichen Kosten einzudämmen.

Dass die Entscheidung zur Teilnahme an der Antibiotika-Verbrauchs-Surveillance allein der Klinikleitung obliegt, ist ebenfalls kritisch zu hinterfragen. Da die ärztliche und vor allem die kaufmännische Klinikleitung das Interesse nach einer positiven Außendarstellung der Einrichtung und betriebswirtschaftliche Interessen für eine erstrebenswerte Handlungsbasis halten, wird sich zumeist gegen eine Teilnahme an der Antibiotika-Verbrauchs-Surveillance und die damit verbundene Veröffentlichung der Antibiotikaverbrauchsdaten entschieden. Denn ein hoher Antibiotikaverbrauch in einer Einrichtung lässt vermuten, dass die Therapien dort nicht optimiert sind und somit die Behandlungsqualität des Krankenhauses als suboptimal angesehen wird. Dieser Entscheidungsprozess ist insoweit nicht nachzuvollziehen, da für das teilnehmende Krankenhaus keinerlei Kosten entstehen und durch die zügig bereitgestellten Feedback-Reports beziehungsweise durch die öffentliche Datenbank, ein zeitnaher Vergleich mit anderen Krankenhäusern möglich gemacht wird, der zur Einschätzung und Optimierung der eigenen Krankenhausleistung vorteilhaft ist. Die Einbeziehung des Betriebsrates bei der Entscheidung zur Teilnahme an der Antibiotika-Verbrauchs-Surveillance wäre ein notwendiges Mitbestimmungsrecht der Mitarbeiter angesichts der zunehmenden Resistenzentwicklung. Dadurch würde es gleichzeitig zu einer höheren Akzeptanz und größeren Bereitschaft zur Mitarbeit an dem Projekt in der Belegschaft kommen. Der zusätzliche Arbeitsaufwand des Personals bei der Dateneingabe würde in der Folge auch als weniger beschwerlich und mühsam zu dem ohnehin schon anstrengenden Pflegeberuf, mit all seinen zusätzlichen administrativen Aufgaben, empfunden werden.

Grundsätzlich ist es als positiv zu bewerten, dass eine nationale und regionale repräsentative Bereitstellung von Referenzdaten erfolgt. Dazu gehört, dass nicht erneut ein hoher Aufwand zur Erhebung der Daten nötig ist, sondern dass diese bereits vorhanden sind. Dies spart Ressourcen ein, die in anderen Bereichen der Surveillance konstruktiv genutzt werden können. Auch die bereits vorhandenen Infrastrukturen des Robert Koch-Instituts als planungsverantwortliche Bundesoberbehörde mit dem informationstechnischen Fachwissen und dem Nationalen Referenzzentrum von Surveillance für nosokomiale Infektionen als Bereitsteller des schon etablierten Datenportals ist als großer Vorteil bei der zügigen Weiterentwicklung der Antibiotika-Verbrauchs-Surveillance zu bewerten. Besonders für Krankenhäuser, die bereits am Krankenhaus-Infektions-Surveillance-System teilnehmen, ist die bekannte Benutzeroberfläche und die grundsätzliche Funktionsweise des Datenportals „webKess" bekannt und ermöglicht so eine rasche Automatisierung bei der Eingabe der benötigten Daten.

Die Vorgabe, dass die Verbrauchsdaten in der Antibiotika-Verbrauchs-Surveillance mindestens einmal jährlich analysiert werden sollen, ist ebenfalls unzureichend. Eine verpflichtende quartalsweise Analyse der Daten würde der Dimension der Resistenzsituation gerecht werden. Die Datenverarbeitung beziehungsweise das Datenmanagement des Robert Koch-Instituts ist als vorbildlich zu bewerten, da die aufbereiteten Daten nicht nur mit Hilfe einer interaktiven Datenbank der Öffentlichkeit zugänglich gemacht werden, sondern auch den Krankenhäusern in Feedback-Reports zur Verfügung gestellt werden.

Dazu gehört, dass die eingegebenen Daten der Krankenhäuser bereits einen Tag später in „webKess" eingesehen werden können. Der Rückmelde- und der Feedback-Report sind dabei eine übersichtliche und sinnvolle Form des Reportings.

Noch immer steht kein Konzept für die geplante Vernetzung von Verbrauchsdaten, in Form der Antibiotika-Verbrauchs-Surveillance, und von Resistenzdaten, in Form der Antibiotika-Resistenz-Surveillance. Zuvor müssen jedoch in beiden Systemen die Abläufe und bestehende Feedback-Reports optimiert und weiter angepasst werden. Fehlende Daten aus der Pädiatrie beispielsweise stellen in diesen Systemen zurzeit noch eine Lücke bei der Erfassung der Verbrauchsdichten dar. Deshalb ist auch in der Pädiatrie die Einführung von Verbrauchsberichten von enormer Wichtigkeit. Aufgrund der vorhandenen Daten ist zudem noch eine Konzeption weiterer Reports denkbar und sinnvoll. Generell ist eine Begleitung der Systeme durch ein Gremium von Infektiologen, Epidemiologen, Mikrobiologen, Pharmazeuten und Informationstechnikern wünschenswert.

Bei der Antibiotika-Resistenz-Surveillance ist es notwendig, eine Standardisierung der Methoden in allen Laboratorien herbeizuführen, um optimale Bedingungen herstellen zu können. Dies kann jedoch lediglich durch eine Mitwirkung der beteiligten nationalen beziehungsweise internationalen Fachgesellschaften und mit Hilfe des Gesetzgebers durchgesetzt werden. Dass die Therapierbarkeit eines bakteriellen Erregers mit dem Antibiotikum in einer ISO-Norm standardisiert wurde, ist ein gutes Beispiel für die erfolgreiche Standardisierung solcher Prozesse auf internationaler Ebene. Auch das Datenmanagement bei der Antibiotika-Resistenz-Surveillance ist vorbildlich automatisiert und standardisiert. Ein positiver Aspekt der Antibiotika-Resistenz-Surveillance ist, dass das Robert Koch-Institut mit diesem Projekt eine Kontrollfunktion bekleidet. Durch die Sicherstellung, dass Krankenhäuser vollständig abgebildet sind, ist eine Verzerrung der Datenlage ausgeschlossen. Zudem ist es sinnvoll, dass auch neu teilnehmende Labore ihre Daten aus den Vorjahren retroperspektiv zur Verfügung stellen können. Ein Kritikpunkt ist jedoch hier das Veröffentlichungsintervall der ausgewerteten Daten. Eine jährliche Veröffentlichung der Daten ist angesichts der Bedrohung von Resistenzen nicht zufriedenstellend. Die monatliche oder wenigstens quartalsweise Veröffentlichung der Daten wäre sinnvoller, um bei negativen Entwicklungen direkt mit entsprechend wirksamen Maßnahmen entgegenwirken zu können. Zur Umsetzung benötigt das Robert Koch-Institut eine größere Anzahl an Ressourcen – sowohl in personeller als auch in finanzieller Hinsicht. Denkbar wäre hier wieder eine Förderung durch das Bundesministerium für Gesundheit, wie es auch schon von 2007 bis 2010 der Fall war.

Aufgrund der versäumten gleichzeitigen Einführung der Antibiotika-Verbrauchs-Surveillance mit der Antibiotika-Resistenz-Surveillance im Jahr 2007 betrug der messbare Zeitraum anhand der vorhandenen Daten lediglich ein Jahr, nämlich von 2014 auf 2015. Die Veröffentlichung der Referenzdaten für das Jahr 2016 findet voraussichtlich erst Ende Juli 2017 statt. Die Auswirkungen der AVS-Einführung sind aufgrund der prekären Datenlage nur schwer darzustellen. Generell hat die Betrachtung der durchschnittlichen Resistenzraten von fünf bakteriellen Erregern zwischen den Jahren 2008 und 2015 nur begrenzte Aussagekraft. Obwohl bewiesen ist, dass ein Rückgang des Antibiotikaverbrauchs auch einen Rückgang der Resistenzraten zur Folge hat, ist die alleinige Beschränkung auf diesen Faktor nicht zielführend. Nicht nur die Quantität der Antibiotika ist ausschlaggebend, sondern auch die Qualität. Schon die Abkehr von Breitspektrum-

Antibiotika und die Zuwendung auf passendere Basis-Antibiotika würde für einen Rückgang der Resistenzraten sorgen. Voraussetzung dafür ist jedoch, dass vor dem Antibiotikaeinsatz am Patienten zunächst geklärt wird, ob es sich überhaupt um eine bakterielle Infektion handelt und wenn ja, um welches Bakterium es sich im Detail handelt. Nur so ist eine gezielte und effektive Therapie möglich. Es muss also sowohl die Verordnungsmoral der Ärzte als auch die Aus- und Weiterbildung der Medizinstudierenden beziehungsweise Ärzte hinsichtlich der Antibiotika wesentlich verbessert werden.

Zudem muss die prophylaktische Verordnung von Antibiotika – wie es sowohl in der Humanmedizin als auch in der Veterinärmedizin der Fall ist – nur noch in Ausnahmefällen gestattet sein. Dies könnte durch ein entsprechendes Gesetz ermöglicht werden. Besonders in der Veterinärmedizin beziehungsweise in der Tierhaltung, in der ja seit 2006 die Verordnung von Antibiotika als Leistungsförderer verboten ist, würde eine besondere Kontrolle der therapeutischen Antibiotikaverordnungen letztlich auch einen Rückgang der Resistenzraten zur Folge haben. Aufgrund der subtherapeutischen Gabe von Antibiotika in der Tierhaltung, die auf eine Verschiebung der Darmflora mit einhergehenden verbesserten Stoffwechselprozessen abzielt und so eine Gewichtszunahme verursacht, sind die in Deutschland zum Einsatz kommenden 179 mg/CPU antimikrobieller Substanzen für Lebensmittel liefernde Tiere noch vergleichsweise gering. Würde statt einer subtherapeutischen eine therapeutische Dosierung in der Tierhaltung die Regel sein, dann wäre der Antibiotikaverbrauch wesentlich höher und würde infolgedessen zu noch höheren Resistenzraten führen. Hier könnte sich Deutschland durchaus an seinem Nachbarland, den Niederlanden, orientieren. Dort wird beispielsweise der Einsatz von Arzneimitteln mittels Monitoring überwacht. Umgesetzt wird dies durch die Messung des Verbrauchs von Antibiotika pro Herde pro Tierarzt. Durch stärkere Kooperationen wird die Gesundheit der Herden erhalten beziehungsweise verbessert. So existiert dort eine Verpflichtung des Tierhalters sich auf einen Tierarzt festzulegen, der dann auch regelmäßige Besuche durchführen muss. Zudem werden in den Niederlanden konkrete Ziele zur Reduzierung des Antibiotikaeinsatzes in der Tierhaltung in Form prozentualer Verhältnisanteile zu den Vorjahren angegeben. Vorbildlich ist auch die Einführung eines Ampelsystems für häufig verwendete Antibiotika. Hinsichtlich des Risikos von Antibiotika für Mensch und Tier erfolgte außerdem eine Kategorisierung dieser in drei Gruppen. Die prophylaktische Gabe von Antibiotika in der Tierhaltung ist in den Niederlanden verboten.[119] Aufgrund all dieser Maßnahmen konnten die Niederlande – bei einer annähernd gleichen Ausganglage wie sie zurzeit Deutschland herrscht – die festgelegten Ziele erreichen und zum Vorbild in Europa hinsichtlich des Umgangs mit Antibiotikaverbrauch und -resistenzen aufsteigen. Dies zeigt, dass eine konsequente Antibiotika-Politik und eine Zusammenarbeit zwischen Staat und den einzelnen Gesundheitsbereichen zielführend ist.

Um die Bildung von Resistenzen zu verhindern beziehungsweise zu verlangsamen und die Entwicklung neuer Antibiotika zu fördern, ist es notwendig, dass durch eine breite mikrobiologische Grundlagenforschung dieser Bereich der Forschung gestärkt wird.

Die Entwicklung von neuen, effektiveren und kostengünstigeren Screeningmethoden ist bei der Erkennung von Resistenzen beispielsweise unabdingbar. Dies korreliert mit dem Aufbau einer Art Bibliothek, in der alle Substanzen einheitlich abgebildet sind. Auch die Suche nach neuen Targets, also Zielmolekülen, in der Antibiotikaforschung ist eine wichtige Säule in dieser Grundlagenforschung. Neben der bereits ausgereiften Aufklärung über die molekularen Resistenzmechanismen in vitro, ist es ebenso wichtig, die einzelnen Prozesse auch in vivo besser zu erforschen. Generell sollte der Fokus der Grundlagenforschung auf der Resistenzentstehung beziehungsweise -weitergabe liegen. Dabei ist zu analysieren, wie genau die einzelnen Resistenzen der bakteriellen Erreger überhaupt entstehen und wie sich die Übertragungswege darstellen.

---

[119] Vgl. Meyer, E.: Antibiotikaeinsatz und Resistenzentwicklung in Deutschland, 2015, S. 44.

Nicht nur die vorhandene Infrastruktur hinsichtlich der Resistenz- beziehungsweise Verbrauchsüberwachung von Antibiotika muss erhalten und weiterentwickelt werden, sondern auch die Infrastruktur hinsichtlich der Forschung und Entwicklung neuer Antibiotika. Um eine besonders effiziente Ressourcenallokation in der Grundlagenforschung zu erhalten, muss in der Arzneimittelentwicklung die Forschung stärker mit der Industrie verknüpft werden. Es müssen vermehrt wirtschaftliche Anreize für die Pharmaindustrie geschaffen werden. Dabei ist eine Kostenbeteiligung für die teuren Studien der Arzneimittelhersteller durch die Öffentlichkeit aufgrund der globalen Dimension der Resistenzproblematik durchaus denkbar. Auch die Einführung eines Prämiensystems für die Rückhaltung von wichtigen Reserveantibiotika wäre für die pharmazeutische Industrie möglich. Bei all diesen Überlegen ist die Beschränkung auf eine nationale Ebene nicht effektiv. Eine internationale – für die Staaten rechtlich verbindliche – Strategie mit konkreten Lösungsansätzen und einem konkreten Zeitplan ist absolut notwendig. Dazu gehört auch, dass die bereits bestehenden Maßnahmen kontinuierlich evaluiert und die guten Ansätze stets weiterverfolgt werden.

Das Konzept der translationalen Medizin ist eine wichtige Basis, um neue Antibiotika schneller und effizienter in die klinische Versorgung einzuführen. Durch diese interdisziplinären Aktivitäten wird der Zeitraum zwischen Präklinik und Klinik deutlich verkürzt und zudem eine engere Vernetzung dieser beiden Bereiche herbeigeführt. Auch durch die stärkere Förderung dieses Konzepts kommt es mit Hilfe evidenzbasierter Leitlinien zu einer Erleichterung der klinischen Forschung und letztlich zu einer besseren Gesundheitsversorgung der Bevölkerung.

Die gesamten Rahmenbedingungen bei der Zulassung von Antibiotika sollten überarbeitet und weiterentwickelt werden. Aufgrund der Resistenzproblematik ist ein Überlegenheitsnachweis neuer Antibiotika gegenüber aktueller nicht mehr zeitgemäß. Eine breite Verfügbarkeit von Antibiotika mit ähnlichem Wirkmechanismus würde die Versorgung auf eine solidere Basis stellen. Auch das Auftreten von Allergien oder Wechselwirkungen mit anderen Arzneimitteln sollte bei der Entwicklung beziehungsweise Zulassung neuer Antibiotika in angemessener Form hingenommen werden. Allein wegen der unkalkulierbaren zukünftigen Entwicklung von Resistenzen wäre dies ein wichtiger und richtiger Schritt. Statt eines Überlegenheitsnachweises sollte also zukünftig ein Wirksamkeitsnachweis für eine Zulassung schon ausreichend sein. Grundsätzlich ist eine Beschleunigung des gesamten Zulassungsprozesses angesichts der Resistenzproblematik wünschenswert. Die Vereinfachung und Beschleunigung der Antibiotikazulassung kann nur durch regulatorische Anpassung der Rahmenbedingungen seitens des Gesetzgebers geschehen.

Der Einsatz von Antibiotika sollte in allen Bereichen massiv eingeschränkt werden. Nur nach einer sicheren klinischen Diagnose mittels anerkannter Tests sollte eine Therapie erfolgen. Dabei ist sicherzustellen, ob der Erreger tatsächlich ein bakterieller ist. Grundsätzlich ist die Einführung einer weltweiten Verschreibungspflicht – sowohl in der Human- als auch in der Veterinärmedizin – die bedeutendste Maßnahme, um den Verbrauch und die fortschreitende Resistenzentwicklung von Antibiotika eindämmen zu können. In Deutschland ist es als positiv zu werten, dass Antibiotika im Gegensatz zu den USA, nicht zu den OTC-Arzneimitteln gehören. Negativ zu beurteilen ist, dass über 30 Prozent der Verordnungen inadäquat sind. Entweder sind Antibiotika dann gar nicht notwendig, nicht wirksam oder die Einnahmedauer ist zu lang.[120]

Nicht nur die Forschung und Entwicklung neuer Antibiotika sollte gefördert werden, sondern auch neue Therapien zur Bekämpfung bakterieller Infektionskrankheiten, die ganz ohne den Einsatz von Antibiotika auskommen. So wird bei einer Infektion durch Clostridium difficile auch eine neue Behandlungsmethode in Betracht gezogen. Betroffene Patienten erhalten Stuhlspenden von gesunden Menschen. Clostridium-difficile-Bakterien

---

[120] Vgl. Meyer, E.: Antibiotikaeinsatz und Resistenzentwicklung in Deutschland, 2015, S. 8.

werden so durch die Bakterien des eingeschleusten fremden Stuhls verdrängt, was zu
einer Heilung der Infektionskrankheit des Patienten führt. Um Energie zu gewinnen, be-
nötigen Bakterien Eisen. Beispielsweise setzen Pseudomonas aeruginosa sogenannte
Siderophore frei, die extrazellulär das Eisen an sich binden. Eine weitere Therapieform
bei bakteriellen Infektionskrankheiten ist daher die Gabe von Gallium, das Eisen enthält.
Durch die Gabe von Gallium binden die Siderophore statt Eisen nun Gallium an sich,
was zu einem Wachstumsstopp führt und so die Ausbreitung von Pseudomonas aeruginosa verhindert. Auch die Hemmung der Adhäsion von Bakterien an menschlichem Ge-
webe sorgt beispielsweise bei Bakterien, die die Blasenschleimhaut befallen, für eine
Ausschwemmung der bakteriellen Erreger über den Urin. Durch sogenannte Nanoschwämmchen, die der Oberflächenstruktur von Erythrozyten ähneln, binden die Toxine
der bakteriellen Erreger an die Nanoschwämmchen statt an die Erythrozyten und scha-
den diesen folglich nicht. Denkbar ist auch eine Immuntherapie, bei der das für das Immunsystem wichtige Protein Properdin optimiert wird und so den menschlichen Organis-
mus vor bakteriellen Toxinen schützt. Durch die Modifikation von Molekülen ist es außerdem gelungen, die Wirksamkeit von Vancomycin um das Tausendfache zu erhöhen.
Eine Bekämpfung von Vancomycin resistenten Enterococcus faecium (VRE) ist durch
die Modifikation nun wieder möglich und verlangsamt das Tempo, mit der sich die Resistenzen ausbreiten.[121] Im postantibiotischen Zeitalter ist also eine spezifische Therapie
der Infektionskrankheiten – mit oder ohne Antibiotikaeinsatz – absolut notwendig.[122]

Grundsätzlich spielen Ärzte und Apotheker eine wichtige Rolle bei der Änderung der
Ansichten beziehungsweise des Verhaltens der Bevölkerung hinsichtlich des Antibiotikaeinsatzes. Da die Gesellschaft ihre Informationen größtenteils aus den Medien beziehen,
sind Kampagnen in diesen Medien über Antibiotika und deren Einsatz ein effektives Instrument, um das fehlende Wissen in der Bevölkerung aufzuarbeiten. Als Vorbild kann
in diesem Fall unser Nachbarland Frankreich dienen, das durch eine fünfjährige Medi-
enkampagne die Zahl der Antibiotikaverordnungen im ambulanten Bereich um 26,5 Prozent reduzieren konnte.[123]

Die Niederlande eignen sich hervorragend als Vorbild zur Eindämmung resistenter Erreger. Im europäischen Vergleich haben sie eine der niedrigsten Resistenzraten und
viele wirksame Maßnahmen zur Resistenzbekämpfung etabliert. Der Fokus dort liegt
eindeutig auf einer umfassenden Überwachung und Prävention. Zudem beschäftigt dort,
im Gegensatz zu Deutschland, jedes Krankenhaus einen Krankenhaushygieniker. In
Deutschland weisen nur ein Drittel aller Krankenhäuser einen Hygieniker auf, da die Ein-
stellung eines Krankenhaushygienikers erst ab 400 Betten gesetzlich vorgeschrieben ist.
Die unterschiedliche Gesundheitsstruktur wird besonders im Vergleich von Nordrhein-
Westfalen und den geographisch angrenzenden Niederlanden deutlich: Nordrhein-West-
falen besitzt 50 Prozent mehr Krankenhausbetten und hat über doppelt so viele Kran-
kenhausaufnahmen als die Niederlande.[124] Eine gesetzliche Vorgabe entsprechend der
der Niederlande hinsichtlich Krankenhaushygieniker und der Anpassung der Gesundheitsstruktur würde also auch in Deutschland zu weniger nosokomialen Infektionen und
in der Konsequenz auch zu weniger resistenten bakteriellen Erregern führen.

---

[121] Vgl. Akinori, O. et al: Peripheral modifications of vancomycin, 2017, S. 1.

[122] Vgl. Klöckner, J.: Eine Hoffnung namens Pathoblocker, 2014, www.zeit.de.

[123] Vgl. Meyer, E.: Antibiotikaeinsatz und Resistenzentwicklung in Deutschland, 2015, S. 48.

[124] Vgl. Meyer, E.: Antibiotikaeinsatz und Resistenzentwicklung in Deutschland, 2015, S. 21.

8 Fazit

Zusammenfassend ist festzustellen, dass zwischen der Einführung der Antibiotika-Verbrauchs-Surveillance und der Entwicklung von Resistenzen kein messbarer Zusammenhang besteht. Nicht nur wegen der geringen Datenlage seit Einführung der Antibiotika-Verbrauchs-Surveillance ist eine Aussage bezüglich dieses Zusammenhangs nur schwer zu treffen. Zu viele Faktoren spielen bei der Resistenzentwicklung von Antibiotika eine Rolle, als dass man das anhand einer einzigen Überwachungsmaßnahme hinsichtlich des Verbrauchs ausfindig machen könnte. Eine Verknüpfung der Antibiotika-Abgabemengen mit der Resistenzentwicklung bakterieller Erreger ist aufgrund der komplexen und nur schwer zu erfassenden, vielfältigen Mechanismen nicht sachgerecht.

Grundsätzlich ist bei der Untersuchung in dieser Arbeit zu bemerken, dass die genutzten Methoden in der Darstellung der Resistenzraten kein reales Abbild der tatsächlichen Situation darstellen können. Die Anfälligkeit von Bias bei der Angabe der Resistenzraten in Prozent ist als Messmethode zu ungenau. Eine Angabe in Inzidenzdichte oder Fallzahl pro Isolat ist eine sinnvollere Methode als die Betrachtung der relativen Häufigkeit. Auch in der Tiermedizin ist die Angabe des Antibiotikaverbrauchs in Tonnen ungenau, da eine messbare Bezugsgröße fehlt. Eine einheitliche Verwendung der Einheit Population Correction Unit in allen Teilen der Wissenschaft ist sicherlich notwendig, um eine Vergleichbarkeit solcher Werte sicherstellen zu können.

Als Überwachungssystem ist die Antibiotika-Verbrauchs-Surveillance in Bezug auf ihre Prozess-, Struktur- und Ergebnisqualität als vorbildlich einzustufen. Die kontinuierliche Evaluation des Surveillance-Systems, mit der Korrektur von Fehlentwicklungen und der Weiterverfolgung positiver Ansätze, muss dennoch weiter ausgebaut werden. Derzeit ist der Nutzen des Systems jedoch zweifelhaft, da lediglich 282 Krankenhäuser und damit weniger als 15 Prozent aller deutschen Krankenhäuser daran teilnehmen. Um die Aussagekraft der Daten aus der Antibiotika-Verbrauchs-Surveillance zu erhöhen, ist daher eine verpflichtende Teilnahme aller Krankenhäuser in Deutschland notwendig. Eine Verweigerung der Teilnahme sollte angesichts der Tragweite der Resistenzproblematik sanktioniert werden, indem die betroffenen Krankenhäuser beispielsweise nicht mehr in der Landeskrankenhausplanung berücksichtigt werden.

Aufgrund des hohen Selektionsdrucks im stationären Bereich, ist der Fokus unbedingt auf diesen Sektor zu legen. Mittelfristig ist jedoch eine Verbrauchs-Surveillance der niedergelassenen Ärzte genauso wünschenswert wie notwendig. Der Ausbau von Antibiotic-Stewardship-Programmen und die verpflichtende Teilnahme daran, kann dabei im ambulanten und stationären Sektor eine wichtige Stütze sein.

Die Antibiotka-Resistenz-Surveillance muss hinsichtlich der Standardisierung der Methoden von teilnehmenden Laboratorien vereinheitlicht und verbessert werden. Nicht abgebildete Fachbereiche, wie zum Beispiel die Pädiatrie, müssen ebenfalls in die Überwachung mit aufgenommen werden. Dies ist von großer Bedeutung, da die Mehrheit der Antibiotika von Kindern eingenommen werden und dort besonders viele Optimierungsmöglichkeiten bezüglich des Antibiotikaverbrauchs bestehen.

Für eine optimale Datenlage und hinsichtlich der Prüfung des Zusammenhangs von Antibiotikaverbrauch und der Antibiotika-Resistenzentwicklung, wäre eine gemeinsame Einführung der Antibiotika-Resistenz- und der Antibiotika-Verbrauchs-Surveillance sinnvoll gewesen. Die Bedingungen für eine prospektive Zusammenführung beider Systeme muss schneller vorangetrieben werden. Auch die Zusammenführung anderer, bereits etablierter Überwachungssysteme, wie zum Beispiel das Krankenhaus-Infektions-Surveillance-System oder der Surveillance der Antibiotikaanwendung und bakterieller Resistenzen auf Intensivstationen, würde zu einer optimalen Ressourcenallokation im Hinblick auf die Datenlage und der Finanzmittel führen.

Um die Resistenzproblematik zu bewältigen, ist eine internationale Zusammenarbeit zwischen Gesellschaft, Politik, Industrie und Forschung unerlässlich. Im Zuge der Globalisierung sind Krankheiten und resistente bakterielle Erreger schon lange kein nationales Problem mehr und erfordern deshalb international greifende Maßnahmen. Dahingehend wurde ein wichtiger Schritt bereits mit einer Prioritätenliste für die Forschung und Entwicklung neuer Antibiotika in die Wege geleitet. Auch der ebenfalls von der Weltgesundheitsorganisation verabschiedete Globale Aktionsplan zur Bekämpfung der Antibiotikaresistenzen ist ein wichtiges Zeichen dafür, dass die Resistenzproblematik mittlerweile weltweit sehr ernst genommen wird. Dabei ist die Rechtsverbindlichkeit dieses Plans für alle Staaten der Weltgesundheitsorganisation besonders bedeutend. Sowohl die Deutsche-Antibiotika-Resistenzstrategie der Bundesregierung als auch der 10-Punkte-Plan des Bundesministeriums für Gesundheit sind auf nationaler Ebene wichtige Signale. Bedauerlicherweise sind diese deutschen Strategien lediglich Vorhaben, die keinen konkreten Zeitrahmen vorweisen. Sie haben weder eine konkrete Finanzierungsgrundlage noch sind dort konkrete Maßnahmen beziehungsweise Programme zur Bewältigung der Resistenzproblematik vermerkt.

Nur ein ganzheitlicher Ansatz aller betroffenen Akteure im Sinne des One-Health-Konzeptes ist zielführend. In der Veterinärmedizin müssen mindestens die gleichen Anforderungen und Überwachungssysteme vorausgesetzt werden, wie in der Humanmedizin. Auch in der Tierhaltung müssen Vorgaben hinsichtlich der Haltung, Hygiene und Tiergesundheit national und international standardisiert werden. Die Einschränkung oder Abschaffung des Dispensierrechts zur Beseitigung ökonomischer Fehlanreize ist dabei eine effektive Maßnahme.

Nicht nur wirtschaftliche Fehlanreize in der Veterinärmedizin müssen thematisiert werden, sondern auch die Schaffung von ökonomischen Anreizen zur Entwicklung und Herstellung neuer Antibiotika seitens der Pharmaindustrie. Ein beschleunigter und vereinfachter Zulassungsprozess (mittels translationaler Medizin) mit längerem Patentschutz neuer Antibiotika sind denkbare Maßnahmen, um dem Marktversagen entgegenzuwirken. Um die Preiselastizität von (Breitspektrum-)Antibiotika regulieren zu können, sind Mindestpreise, Höchstpreise, Preisbindungen, Steuern und Verbote von Rabattverträgen für Antibiotika wirksame Instrumente. Die Kostenbeteiligung für teure Studien durch die öffentliche Hand und die Einführung eines Prämiensystems für die pharmazeutische Industrie bei Rückhaltung der wichtigen Reserveantibiotika sind ebenfalls denkbare Szenarien.

Die Stärkung der mikrobiologischen Grundlagenforschung hinsichtlich der Resistenzentstehung beziehungsweise -weitergabe, die Etablierung neuer Screeningmethoden und der Aufbau einer weltweit einheitlichen Bibliothek der verschiedenen Substanzen und Resistenzen sind weitere Kardinalpunkte in der Bekämpfung von Resistenzen.

Grundsätzlich ist eine stärkere Regulierung der Antibiotika-Abgabe voranzutreiben. Die Einführung einer weltweiten Verschreibungspflicht für Antibiotika in der Human- und in der Veterinärmedizin ist dafür die Basis. Vor der Antibiotika-Gabe sollte zudem ein Antibiogramm zur genauen Identifizierung des bakteriellen Erregers verpflichtend sein.

In vielen Bereichen kann die Bundesrepublik Deutschland wirksame Maßnahmen anderer Staaten übernehmen. Hinsichtlich des Verordnungsverhaltens fungieren die USA oder das Vereinigte Königreich Großbritannien und Nordirland als Vorbilder. Die Bewertung der Resistenzsituation in den USA und die daraus resultierende Priorisierung der Maßnahmen und Finanzmittel ist ebenfalls beispielhaft. Auch die Reduzierung von unnötigem Antibiotikaeinsatz in der Tierhaltung beziehungsweise in der Veterinärmedizin ist in den Niederlanden hervorragend gelöst worden. Von Frankreich ist die Einbeziehung der Medien zur Schaffung eines Bewusstseins für Antibiotikaresistenzen in der Bevölkerung nachahmenswert.

Am Beispiel der Niederlande wird deutlich, dass sich durch geeignete Maßnahmen auch beachtliche Erfolge erzielen lassen. Vor über einem Jahrzehnt rangierte die Niederlande auf den hintersten Plätzen bezüglich Antibiotikaresistenzen und ihren Maßnahmen gegen die Entwicklung und Verbreitung dieser. Mit den Zielen, den Selektionsdruck von Antibiotika und die Ausbreitung von Resistenzgenen zu begrenzen, konnten die Niederlande durch wirksame und effektive Maßnahmen zum europaweiten Vorbild in der Bekämpfung von Resistenzen werden. Deutschland hat zurzeit eine ähnliche Ausgangslage wie damals die Niederlande.

Durch einzelne unausgereifte Maßnahmen, wie die Antibiotika-Verbrauchs-Surveillance oder durch Überwachungssysteme prinzipiell, ist die Resistenzproblematik nicht zu lösen. Die Einführung der Antibiotika-Verbrauchs-Surveillance hat die Resistenzentwicklung nicht maßgeblich beziehungsweise nicht messbar verändert. Zwar führt eine Überwachung des Antibiotikaverbrauchs zu einer Sensibilisierung bezüglich des Umgangs und besonders hinsichtlich des Verordnungsverhaltens dieser Arzneimittelgruppe, jedoch ist eine Überwachung alleine nicht hinreichend, um eine nennenswerte Änderung der Resistenzraten herbeizuführen. Die Antibiotika-Verbrauchs-Surveillance ist eine geringfügige Maßnahme, die im globalen Kontext der Resistenzproblematik nebensächlich erscheint. Eine Vielzahl kleinerer Maßnahmen führt zwar auch zu einer Veränderung, doch der Hebeleffekt ist bei umfassenderen Maßnahmen – wie zum Beispiel eine weitreichendere staatliche Regulierung des Arzneimittelmarkts beziehungsweise des Antibiotikamarkts – deutlich messbarer und effizienter. Daher ist es wichtig, den Fokus zunächst auf ergebnisreichere Maßnahmen zu lenken und mittelfristig auch kleinere Maßnahmen zu etablieren und zu verbessern.

Eine effiziente Verknüpfung unterschiedlicher Maßnahmen sorgt demzufolge für eine Optimierung aller Mechanismen des Gesundheitswesens, die von der Resistenzproblematik betroffen sind. Deutschland muss in Zusammenarbeit mit anderen Staaten diesbezüglich die verlorene Zeit aufholen und zügig die vorhandenen Maßnahmen verbessern, um den Kampf gegen die zunehmende Entwicklung resistenter Erreger nicht endgültig zu verlieren.

Abbildungsverzeichnis

Tabellenverzeichnis

Abkürzungsverzeichnis

ARS	Antibiotika-Resistenz-Surveillance
ATC	Anatomical Therapeutic Chemical
AVS	Antibiotika-Verbrauchs-Surveillance
BÄK	Bundesärztekammer
BfR	Bundesinstitut für Risikobewertung
BMBF	Bundesministerium für Bildung und Forschung
BMEL	Bundesministerium für Ernährung und Landwirtschaft
BMG	Bundesministerium für Gesundheit
BVL	Bundesamt für Verbraucherschutz und Lebensmittelsicherheit
BZgA	Bundeszentrale für gesundheitliche Aufklärung
CDC	Centers for Disease Control and Prevention
DDD	Defined Daily Dose
DGHM	Deutsche Gesellschaft für Hygiene und Mikrobiologie
DZIF	Deutsches Zentrum für Infektionsforschung
EARS-Net	European Antimicrobiological Resistance Surveillance Network
EARSS	European Antimicrobial Resistance Surveillance System
ECDC	European Centre for Disease Prevention and Control
EMA	European Medicines Agency
ESBL	Extended-Spectrum Beta-Lactamasen
EU	Europäische Union
GKV	Gesetzliche Krankenversicherung
IDSA	Infectious Diseases Society of America
IfSG	Infektionsschutzgesetz
IfSGuaÄndG	Gesetz zur Änderung des Infektionsschutzgesetzes und anderer Gesetze
ISO	International Organization for Standardization
KBV	Kassenärztliche Bundesvereinigung
MiQ	Mikrobiologisch-infektiologische Qualitätsstandards
NRZ	Nationales Referenzzentrum für Surveillance von nosokomialen Infektionen
OECD	Organization for Economic Co-operation and Development
OTC	Over the counter
PCU	Population Correction Unit
PEG	Paul-Ehrlich-Gesellschaft für Chemotherapie e. V.
RKI	Robert Koch-Institut
SARI	Surveillance der Antibiotikanwendung und bakterieller Resistenzen auf Intensivstationen
WEF	World Economic Forum

WHA	World Health Assembly
WHO	World Health Organization
WIdO	Wissenschaftliches Institut der AOK

Literatur- und Quellenverzeichnis

Akinori, O. et al [Peripheral modifications of vancomycin]: Peripheral modifications of [Ψ[CH2NH]Tpg4]vancomycin with added synergistic mechanisms of action provide durable and potent antibiotics, Proceedings of the National Academy of Sciences of the United States of America, Band 114, Nr. 26, 2017, S. 1.

Allegranzi, B. et al [Impact of antibiotic changes, 2002,]: Impact of antibiotic changes in empirical therapy on antimcirobial resistance in intensive care unit-aquired infections, Journal of Hospital Infection, Band 52, Nr. 2, 2002, S. 136.

Biermann, U. [Antibiotika-Resistenzen, 2016]: Antibiotika-Resistenzen. Jede Minute sterben 250 Menschen (2016). http://www.deutschlandfunk.de/antibiotika-resistenzen-jede-minute-sterben-250menschen.709.de.html?dram:article_id=355006 (abgerufen am 27. März 2017).

BMEL [Maßnahmen gegen die Ausweitung von Antibiotika-Resistenzen, o. J.]: Internationale Maßnahmen gegen die Ausweitung von Antibiotika-Resistenzen (o. J.). https://www.bmel.de/DE/Tier/Tiergesundheit/Tierarzneimittel/_texte/Antibiotika-Dossier.html?docId=1961096 (abgerufen am 03. Juni 2017).

Boucher, H. W. et al [An Update from IDSA, 2009]: Bad Bugs, No Drugs: NO ESKAPE! An Update from the Infectious Diseases Society of America, Clinical Infectious Diseases, Band 48, Nr. 1, 2009, S. 1.

Brauss, F. W. [Antibiotika-Taschenbuch, 1978]: Antibtiotika-Taschenbuch (München 1978).

Bundesamt für Risikobewertung [Antibiotika-Einsatz in der Nutztierhaltung, 2016]: Fragen und Antworten zu den Auswirkungen des Antibiotika-Einsatzes in der Nutztierhaltung (2016). http://www.bfr.bund.de/de/fragen_und_antworten_zu_den_auswirkungen_des_antibiotika_einsatzes_in_der_nutztierhaltung-128153.html (abgerufen am 28. März 2017).

Bundesamt für Verbraucherschutz und Lebensmittelsicherheit [Antibiotikaabgabe in der Tiermedizin, 2015]: Antibiotikaabgabe in der Tiermedizin sinkt weiter (2005). http://www.bvl.bund.de/DE/08_PresseInfothek/01_FuerJournalisten/01_Presse_und_Hintergrundinformationen/05_Tierarzneimittel/2015/2015_07_28_pi_Antibiotikaabgabemenge2014.html?nn=1401276 (abgerufen am 29. Juni 2017).

Bundesamt für Verbraucherschutz und Lebensmittelsicherheit, Paul-Ehrlich-Gesellschaft für Chemotherapie e. V. [GERMAP – Antibiotika-Resistenz und -verbrauch, 2015]: GERMAP 2015 – Bericht über den Antibiotikaverbrauch und die Verbreitung von Antibiotikaresistenzen in der Human- und Veterinärmedizin in Deutschland (Rheinbach 2016).

Bundesministerium für Gesundheit, Bundesministerium für Ernährung und Landwirtschaft, Bundesministerium für Bildung und Forschung [DART 2020, 2015]: DART 2020. Antibiotika-Resistenzen bekämpfen zum Wohl von Mensch und Tier (Berlin 2015).

Bundesministerium für Gesundheit, Bundesministerium für Ernährung und Landwirtschaft, Bundesministerium für Bildung und Forschung [DART 2020 – Zwischenbericht, 2017]: DART 2020. 2. Zwischenbericht 2017 (Berlin 2017).

Bushra, R. et al [Food-Drug Interactions, 2011, 77 – 83]: Food-Drug Interactions. Oman Medical Journal, Band 26, Nr. 2, 2011, S. 77 – 83.

Casanova Mazana, J. [Bacteria and their dyes, 1992]: Bacteria and their dyes: Hans Christian Joachim Gram, Immunologia, Band 11, Nr. 4, 1992, S. 1.

Centers for Disease Control and Prevention [Health, United States, 2014]: Health, United States 2013: With Special Feature on Prescription Drugs (Druid Hills 2014).

Cisneros, J. M. et al [Global impact of an educational antimicrobial stewardship programme, 2014, 82 – 88]: Global impact of an educational antimicrobial stewardship programme on prescribing practice in a tertiary hospital centre. Clinical Microbiology and Infection, Band 20, Nr. 1, 2014, S. 82.

Deutscher Bundestag [Maßnahmen gegen Antibiotikaresistenzen, 2015, S. 6]: Maßnahmen gegen Antibiotikaresistenzen in der Tierhaltung in ausgewählten europäischen Mitgliedstaaten (Berlin 2015).

Dingermann, T. et al [Pharmazeutische Biologie, 2002]: Pharmazeutische Biologie - Molekulare Grundlagen und klinische Anwendung (Frankfurt 2002).

Duchesne, E. [Contribution à l'etude de la concurrence vitale chezles microorganismes, 1897] Contribution à l'etude de la concurrence vitale chezles microorganismes. Antagonisme entre les moisissures et le microbes (Lyon 1897).

Ehrlich, P. [Behandlung der Syphilis mit dem Ehrlichschen Präparat, 1910]: Die Behandlung der Syphilis mit dem Ehrlichschen Präparat 606, Band 35, Nr. 41, 1910, S. 1893.

Europäische Kommission [Antimicrobial resistance, 2013]: Special Eurobarometer 407. Antimicrobial resistance. Report (Brüssel 2013).

European Centre for Disease Prevention and Control [Surveillance Atlas of Infectious Diseases, o. J.]: Surveillance Atlas of Infectious Diseases (o. J.). http://atlas.ecdc.europa.eu/public/index.aspx (abgerufen am 14. Mai 2017).

European Centre for Disease Prevention and Control, European Food Safety Authority, European Medicines Agency [Analysis of the consumption of antimicrobial agents, 2015]: ECDC/EFSA/EMA first joint report on the integrated analysis of the consumption of antimicrobial agents and occurrence of antimicrobial resistance in bacteria from humans and food-producing animals, EFSA Journal, Band 13, Nr. 1, 2015, S. 93.

European Centre for Disease Prevention and Control, European Medicines Agency [The bacterial challenge: time to react, 2009]: The bacterial challenge: time to react. Joint technical report (Stockholm 2009).

Gastmeier, P., Fätkenheuer, G. [Infektiologie: Dilemma, 2015]: Infektiologie: Dilemma mit Begriffen und Zahlen (2015). https://www.aerzteblatt.de/archiv/169106/Infektiologie-Dilemma-mit-Begriffen-und-Zahlen (abgerufen am 18. Mai 2017).

Gesetz zur Verhütung und Bekämpfung von Infektionskrankheiten beim Menschen [Infektionsschutzgesetz (IfSG): § 23 Abs. 4 Satz 2]: Infektionsschutzgesetz vom 20. Juli 2000 (BGBl. I S. 1045), das zuletzt durch Artikel 2 Absatz 36 u. Artikel 4 Absatz 21 des Gesetzes vom 7. August 2013 (BGBl. I S. 3154) geändert worden ist. Paragraph 23 Abs. 4 Satz 2 Infektionsschutzgesetz (IfSG) v. 07.08.2013, BGBl. I S. 3154.

Glaeske, G. [Anitbiotika – eine "Wunderwaffe" wird stumpf, 2015]: Anitbiotika – eine "Wunderwaffe" wird stumpf, Dr. med. Mabuse, Band 40, Nr. 213, 2015, S. 29.

Glaeske, G. [Resistenzen – der Super-GAU, 2015]: Resistenzen – der Super-GAU in der Antibiotika-Therapie, Dr. med. Mabuse, Volume 40, Issue 215, 2015, 27 – 28.

Hagan, E. C., Mobley, H. L. [Uropathogenetic Escherichia coli, 2007]: Uropathogenetic Escherichia coli Outer Membrane Antigens during Urinary Tract Infection, Infection and Immunity, Band 75, Nr. 8, 2007, S. 3941.

Holstiege, J. et al [Systemic antibiotic prescribing, 2014]: Systemic antibiotic prescribing to paediatric outpatients in 5 European countries: a population-based cohort study, BMC Paediatrics, Band 5, Nr. 14, 2014, S. 174.

Holtmann, H. [Basics medizinische Mikrobiologie, 2008]: Basics medizinische Mikrobiologie, Virologie und Hygiene (München 2008).

International Federation of Pharmaceutical Manufacturers (IFPMA) [Todesfälle aufgrund von Antibiotikaresistenz im Vergleich, o. J.]: Weltweite Anzahl von Todesfällen aufgrund von Antibiotikaresistenz im Vergleich mit ausgewählten Todesursachen im Jahr 2013 (o. J.). https://de.statista.com/statistik/daten/studie/462471/umfrage/todesfaelle-aufgrund-von-antibiotikaresistenz-im-vergleich-zu-sonstigen-todesursachen/ (abgerufen am 22. Juni 2017).

Klöckner, J. [Eine Hoffnung namens Pathoblocker]: Eine Hoffnung namens Pathoblocker (2014). http://www.zeit.de/zeit-wissen/2014/04/antibiotika-pathoblocker-bakterien-medizin-forschung (abgerufen am 27. Mai 2017).

Kozlova, E. V. et al [Antibiotic resistance in clinical strains, 1989]: Antibiotic resistance in clinical strains of Pseudomonas aeruginsoa isolated from 1979 – 1984, Band 34, Nr. 1, 1989, S. 1.

Marshall, L. [Industrielle Biotechnologie in Deutschland, 2000]: Im Schatten der chemischen Synthese. Industrielle Biotechnologie in Deutschland (1900–1970) (Frankfurt 2000).

Meyer, E. [Antibiotikaeinsatz und Resistenzentwicklung in Deutschland, 2015]: Antibiotikaeinsatz und Resistenzentwicklung in Deutschland (Berlin 2015).

Meyer, E. et al [SARI, 2004]: SARI: Surveillance der Antibiotikaanwendung und bakteriellen Resistenzentwicklung auf deutschen Intensivstationen – Zu den Zusammenhängen von Antibiotikaverbrauch und Resistenzsituation, Bundesgesundheitsblatt, Band 47, Nr. 4, 2004, S. 345.

Nationale Forschungsplattform für Zoonosen [ESBL, o. J.]: ESBL-bildende Bakterien (o. J.). http://www.zoonosen.net/ZoonosenLexikon/articleType/ArticleView/articleId/1377/ESBLbildende-Bakterien.aspx (abgerufen am 18. Mai 2017).

Nationales Referenzzentrum für Surveillance von nosokomialen Infektionen [KISS, 2014]: KISS (Krankenhaus-Infektions-Surveillance-System). Projektbeschreibung (2014). http://www.nrz-hygiene.de/surveillance/kiss/ (abgerufen am 23. März 2017).

Nobel Media AB [The Nobel Prize in Physiology or Medicine, 2014]: The Nobel Prize in Physiology or Medicine (2014). http://www.nobelprize.org/nobel_prizes/medicine/laureates/1945/ (abgerufen am 25. März 2017).

Noll, I., Eckmanns, T. [Antibiotika-Resistenz-Surveillance in Deutschland, 2013]: ARS – Antibiotika-Resistenz-Surveillance in Deutschland, Krankenhaushygiene up2date, Band 8, Nr. 2, 2013, S. 125 – 127.

Organization for Economic Co-operation and Development [OECD, Health at a Glance, 2013]: Health at a Glance 2013, OECD indicators (Paris 2013).

Pasteur, L., Joubert, J. [Charbon et septicémie, 1933]: Œuvres de Pasteur. Maladies virulentes, virus-vaccins et prophylaxie de la rage. Charbon et septicémie (Paris 1933).

Pestizid Aktions-Netzwerk e. V. (PAN Germany) [Antibiotika in der Tierhaltung, o. J.]: Antibiotika in der Tierhaltung – ein riesiges Problem (o. J.). http://www.pan-germany.org/deu/projekte/tierarzneimittel/antibiotika.html (abgerufen am 30. Juni 2017).

Robert Koch-Institut [ARS, o. J.]: ARS im Kontext (o. J.). https://ars.rki.de/Content/Project/Context.aspx (abgerufen am 22. März 2017).

Robert Koch-Institut [AVS, o. J.]: Projekte und Ziele (o. J.). https://avs.rki.de/Content/Project/Goal.aspx (abgerufen am 12. April 2017).

Robert Koch-Institut [AVS. Surveillanceprotokoll, 2015]: Anitbiotika-Verbrauchs-Surveillance. Surveillanceprotokoll_V.1.8 (Berlin 2015).

Robert Koch-Institut [Datenbasis, o. J.]: Datenbasis (o. J.). https://ars.rki.de/Content/Database/Introduction/Data.aspx (abgerufen am 09. Mai 2017).

Robert Koch-Institut [EARS-Net, o. J.]: European Antimicrobial Resistance Surveillance Network EARS-Net (o. J.). https://ars.rki.de/Content/Project/EARS.aspx (abgerufen am 20. Mai 2017).

Robert Koch-Institut [Festlegung der Daten zu Art und Umfang des Antibiotikaverbrauchs, 2013]: Festlegung der Daten zu Art und Umfang des Antibiotikaverbrauchs in Krankenhäusern nach § 23 Abs. 4 Satz 2 IfSG, Bundesgesundheitsblatt (Berlin 2013).

Robert Koch-Institut [Normen, o. J.]: Normen (o. J.). https://ars.rki.de/Content/Project/Methodology/Standard.aspx (abgerufen am 09. Mai 2017).

Robert Koch-Institut [Reports, o. J.]: Reports (o. J.). https://ars.rki.de/Content/Database/Introduction/Report.aspx (abgerufen am 10. Mai 2017).

Sauer, M. [Woher kommt die Antibiotikaresistenz? 2004]: Woher kommt die Antibiotikaresistenz? 2004. https://www.uni-bielefeld.de/Universitaet/Einrichtungen/Zentrale%20Institute/IWT/FWG/Einzelmolekuel/Antibiotikaresistenz2.html (abgerufen am 28. Juni 2017).

Schatzmann, K. [Beeinflussung des Antibiotikaverbrauchs, 2013] Beeinflussung des Antibiotikaverbrauchs in einem Krankenhaus – Erfahrungen aus 10 Jahren Antibiotika-Surveillance, Krankenhaushygiene up2date, Band 8, Nr. 3, 2013, S. 197.

Schlegel, H. G. [Allgemeine Mikrobiologie, 2007]: Allgemeine Mikrobiologie (Stuttgart 2007).

Schweickert, B. [Projekt-AVS, 2015]: Projekt-AVS, Vortrag auf: ADKA Kongress (2015). Online verfügbar unter: https://www.adka.de/solva_docs/Mannheim2015Vortragsem4SCHWEICKERT.pdf (abgerufen am 03. Mai 2017).

Spektrum-Verlag [Antibiotika. Geschichte, o. J.]: Antibiotika (o. J.). http://www.spektrum.de/lexikon/biologie/antibiotika/4027 (abgerufen am 01. Juni 2017).

Stiftung Warentest [So entstehen und verbreiten sich resistente Keime, 2013]: Antibiotika-resistente Keime. So entstehen und verbreiten sich resistente Keime (Berlin 2013).

Warnke, P. et al [Sureillanceberichte, 2014]: Surveillanceberichte zu Erregern und Antibiotikaresistenzen – Empfehlung zur Standardisierung, Deutsche medizinische Wochenzeitschrift, Band 139, Nr. 25/26, 2014, S. 1377.

Wilke, M. H. [Multiresistant bacteria and current therapy, 2010,] Multiresistant bacteria and current therapy – the economical side of the story, European Journal of Medical Research, Band 15, Nr. 12, 2010, S. 571 – 576.

Wissenschaftliches Institut der AOK [Amtlicher ATC-Code, o. J.]: Amtlicher ATC-Code (o. J.). https://www.wido.de/amtl_atc-code.html (abgerufen am 18. Mai 2017).

World Health Organization [Global Action Plan on Antimicrobial Resistance, 2015]: Global Action Plan on Antimicrobial Resistance (Genf 2015).

World Health Organization [Introduction to Drug Utilization Research, 2003]: Introduction to Drug Utilization Research (Oslo 2003).

World Health Organization [Priority pathogens list for R&D of new antibiotics, 2017]: Global priority list of antibiotic-resistant bacteria to guide research, discovery, and development of new antibiotics (2017). http://www.who.int/medicines/publications/WHO-PPL-Short_Summary_25Feb-ET_NM_WHO.pdf (abgerufen am 01. Juni 2017).

World Health Organization [Strategischer Aktionsplan, 2011]: Strategischer Aktionsplan zur Bekämpfung von Antibiotikaresistenzen (Kopenhagen 2011).

World Health Organization [WHA addresses antimicrobial resistance, 2015]: WHA adresses antimicrobial resistance, immunization gaps and malnutrition (2015). http://www.who.int/mediacentre/news/releases/2015/wha-25-may-2015/en/ (abgerufen am 02. Juni 2017).

Anhang

A 1: Resistenzraten von Escherichia coli

Resistenzraten von Escherichia coli

Antibiotikum	2008	2009	2010	2011	2012	2013	2014	2015
Amoxicillin	49,30	48,80	48,00	49,00	50,10	50,50	48,20	47,70
Amoxicillin/Clavulansäure	26,00	24,50	24,50	30,30	32,80	35,20	37,70	31,60
Ampicillin	51,30	50,60	51,00	50,00	50,60	50,20	49,70	48,90
Ampicillin/Sulbactam	26,40	22,90	23,40	28,30	32,40	37,60	40,40	36,60
Piperacillin	22,50	31,90	45,40	48,20	49,60	49,40	48,30	47,90
Piperacillin/Tazobactam	6,80	10,00	13,80	16,20	11,70	10,30	8,80	9,40
Cefepim	6,40	7,70	9,00	13,30	10,00	7,10	11,20	11,10
Cefotaxim	6,40	7,70	8,80	9,40	10,20	11,20	11,70	11,90
Ceftazidim	6,40	9,40	10,90	11,70	10,70	9,70	8,70	9,00
Cefuroxim	8,60	9,70	11,20	13,50	14,70	15,80	17,00	16,40
Ertapenem	0,10	0,10	-	0,10	-	-	0,10	0,50
Imipenem	-	-	-	-	-	-	-	-
Meropenem	-	-	-	-	-	-	-	-
Ciprofloxacin	21,40	21,90	22,60	21,90	21,00	20,80	20,50	20,20
Levofloxacin	20,80	21,50	22,20	21,80	21,60	n. v.	n. v.	n. v.
Amikacin	0,60	0,50	1,60	1,10	0,30	0,30	0,50	0,90
Gentamicin	7,10	6,80	7,00	6,50	6,60	6,30	6,00	6,20
Tobramycin	4,00	4,90	6,60	9,30	8,50	9,40	11,60	8,90
Doxycyclin	35,60	35,80	46,60	54,20	31,20	31,00	31,70	31,90
Tetracyclin	38,90	38,00	37,60	35,60	35,10	31,50	30,00	32,80
Co-Trimoxazol	31,10	31,30	31,50	30,70	28,30	27,60	26,60	25,80
Fosfomycin	1,50	3,10	4,80	2,60	1,40	1,50	1,50	1,50
Nitrofurantoin	1,40	2,10	2,00	2,10	2,50	2,50	2,30	1,80
Tigecyclin	-	0,10	0,30	0,20	0,30	0,30	0,20	0,20
Arithmetischer Mittelwert	15,53	16,22	17,87	19,00	17,90	17,75	17,94	17,44

A 2: Resistenzraten von Staphylococcus aureus

Resistenzraten von Staphylococcus aureus								
Antibiotikum	**2008**	**2009**	**2010**	**2011**	**2012**	**2013**	**2014**	**2015**
Ciproloxacin	32,50	32,90	32,10	30,70	28,30	26,80	27,70	31,90
Clindamycin	31,00	31,20	29,50	27,90	24,60	22,60	21,60	21,20
Doxycyclin	3,50	3,90	4,40	4,80	4,10	3,70	4,00	4,20
Erythromycin	30,90	31,60	30,00	28,50	25,50	23,60	22,80	22,70
Fosformycin	1,60	1,70	1,90	1,90	1,30	1,40	1,30	1,30
Fusidinsäure	0,70	0,80	0,90	1,90	2,00	2,40	2,60	2,50
Gentamicin	2,60	2,40	2,00	2,10	3,40	3,00	2,20	2,50
Levofloxacin	32,20	32,80	32,80	31,70	29,00	27,30	26,40	27,40
Moxifloxacin	23,40	28,90	28,90	28,10	26,00	24,70	24,50	26,90
Oxacillin	22,90	24,40	23,90	21,50	18,90	16,00	15,40	16,40
Penicillin	86,50	84,90	80,90	75,50	75,60	74,40	75,00	79,30
Rifampicin	0,50	0,60	0,40	0,50	0,40	0,40	0,40	0,40
Co-Trimoxazol	1,10	0,90	1,10	1,10	1,30	1,20	1,20	1,20
Tetracylin	3,90	4,10	4,00	4,50	4,00	4,00	4,10	4,50
Teicoplanin	0,00	0,00	0,10	0,10	0,10	0,10	0,10	0,10
Arithmetischer Mittelwert	18,22	18,74	18,19	17,39	16,30	15,44	15,29	16,17

A 3: Resistenzraten von Enterococcus faecium

Resistenzraten von Enterococcus faecium								
Antibiotikum	**2008**	**2009**	**2010**	**2011**	**2012**	**2013**	**2014**	**2015**
Ampicillin	97,00	98,20	94,80	96,70	93,40	93,50	92,50	93,30
Levofloxacin	86,30	90,70	89,90	95,60	93,00	94,20	92,30	92,00
Moxifloxacin	91,60	93,30	93,10	94,80	92,80	92,40	91,20	92,30
Gentamicin 500 (high level)	42,80	48,10	43,60	40,30	31,00	24,20	22,00	20,30
Streptomycin 1000 (high level)	71,70	84,10	79,50	75,10	80,80	80,50	76,00	72,30
Teicoplanin	3,90	3,00	3,00	6,60	9,00	8,30	7,90	9,70
Vancomycin	7,00	5,80	9,70	14,80	14,80	12,90	11,30	12,30
Arithmetischer Mittelwert	57,19	60,46	59,09	60,56	59,26	58,00	56,17	56,03

A 4: Resistenzraten von Pseudomonas aeruginosa

Resistenzraten von Pseudomonas aeruginosa								
Antibiotikum	2008	2009	2010	2011	2012	2013	2014	2015
Piperacillin	6,40	10,10	13,20	15,40	15,40	17,30	18,30	16,30
Piperacillin/Tazobactam	4,70	10,00	11,50	14,00	12,90	15,00	15,80	13,90
Cefepim	5,30	5,50	6,80	9,10	6,40	7,10	7,40	7,10
Ceftazidim	6,80	6,60	8,00	9,60	11,00	10,50	9,10	8,60
Imipenem	8,10	8,60	9,20	9,10	11,60	15,00	15,00	14,30
Meropenem	5,90	6,10	6,80	6,50	5,90	6,80	6,10	7,10
Aztreonam	24,00	13,40	12,50	13,70	12,50	13,20	11,80	12,70
Ciprofloxacin	17,30	16,60	15,50	18,00	17,50	16,20	15,60	14,00
Levofloxacin	23,40	23,20	23,00	24,60	23,00	22,20	20,90	16,90
Amikacin	2,70	3,10	2,90	6,60	3,00	2,90	3,00	2,80
Gentamicin	6,70	6,30	7,80	12,90	8,70	8,10	7,10	6,70
Tobramycin	5,00	4,50	4,40	6,10	5,40	5,10	5,00	4,30
Colistin	6,60	4,50	2,90	1,90	2,10	2,20	1,10	2,80
Arithmetischer Mittelwert	9,45	9,12	9,58	11,35	10,42	10,89	10,48	9,81

A 5: Klebsiella pneumoniae

Resistenzraten von Klebsiella pneumoniae								
Antibiotikum	2008	2009	2010	2011	2012	2013	2014	2015
Ampicillin/Clavulansäure	17,90	20,50	19,30	21,00	22,40	24,60	25,40	21,40
Ampicillin/Sulbactam	18,60	20,10	19,20	19,60	22,60	25,30	25,80	23,80
Piperacillin	27,60	36,20	63,80	96,80	87,10	91,00	96,30	73,20
Piperacillin/Tazobactam	10,30	14,80	16,20	14,50	14,40	14,90	13,20	12,00
Cefepim	7,50	10,90	10,10	14,50	11,70	9,10	17,20	12,90
Cefotaxim	9,80	11,70	11,40	11,20	12,30	14,40	13,70	12,50
Ceftazidim	9,70	14,00	14,30	13,90	12,80	13,90	13,50	11,60
Cefuroxim	12,30	14,90	14,60	15,60	17,50	19,80	19,40	18,60
Ertapenem	0,90	0,70	0,60	1,20	0,70	0,60	1,50	1,00
Imipenem	0,20	0,00	0,20	0,20	0,30	0,30	0,30	0,20
Meropenem	0,20	0,00	0,10	0,20	0,30	0,30	0,40	0,30
Ciprofloxacin	12,30	13,50	12,80	13,20	13,30	13,30	12,90	11,40
Levofloxacin	12,30	12,60	12,20	12,90	13,60	n.v.	n.v.	n.v.
Amikacin	0,70	0,80	4,80	2,90	1,10	0,90	1,20	0,90
Gentamicin	4,70	7,20	6,70	6,50	6,20	7,20	7,10	6,60
Tobramycin	4,00	5,80	7,80	10,20	9,80	12,00	16,50	10,50
Doxycyclin	17,00	17,00	32,30	42,30	17,30	27,70	29,90	21,60
Tetracyclin	17,20	20,70	9,30	16,80	19,20	21,30	20,30	19,90
Co-Trimoxazol	15,70	17,10	16,30	15,20	14,30	14,90	13,70	13,30
Fosfomycin	21,70	5,10	10,60	11,50	17,40	23,00	22,10	20,00
Tigecyclin	3,70	8,10	8,40	8,40	6,50	8,30	8,70	7,50
Arithmetischer Mittelwert	10,68	11,99	13,86	16,60	15,28	17,14	17,96	14,96